W0264166

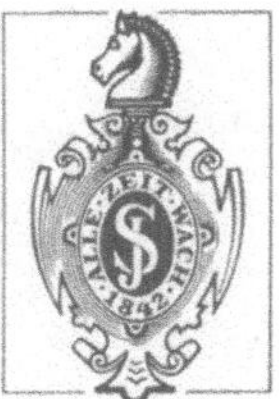

# Hygieneanforderungen an Operationsabteilungen

Herausgegeben von
G. Hierholzer  E. Ludolph  F. Watermann

Mit 36 Abbildungen

Springer-Verlag
Berlin Heidelberg New York 1982

Professor Dr. Günther Hierholzer
Direktor der Berufsgenossenschaftlichen Unfallklinik,
Großenbaumerallee 250, 4100 Duisburg 28

Dr. Elmar Ludolph
Oberarzt der Berufsgenossenschaftlichen Unfallklinik,
Großenbaumerallee 250, 4100 Duisburg 28

Dr. Friedrich Watermann
Hauptgeschäftsführer des Hauptverbandes der
gewerblichen Berufsgenossenschaften,
Langwartweg 103, 5300 Bonn 1

Im Auftrag des
Hauptverbandes der gewerblichen Berufsgenossenschaften e.V. Bonn
und des

Forschungsinstitutes für Traumatologie der gewerblichen Berufsgenossenschaften
am 5. und 6. September 1980 in Bonn-Bad Godesberg

ISBN-13: 978-3-540-11086-6        e-ISBN-13: 978-3-642-93194-9
DOI: 10.1007/978-3-642-93194-9

CIP-Kurztitelaufnahme der Deutschen Bibliothek.

Hygieneanforderungen an Operationsabteilungen [veranst. vom Hauptverb.d. Gewerbl. Berufsgenossenschaften e.V. Bonn u. d. Forschungsinst. für Traumatologie d. Gewerbl. Berufsgenossenschaften am 5. u. 6. September 1980 in Bonn-Bad Godesberg]. Hrsg. von G. Hierholzer . . . –
Berlin ; Heidelberg ; New York : Springer, 1982.

NE: Hierholzer, Günther [Hrsg.]; Hauptverband der Gewerblichen Berufsgenossenschaften

Das Werk ist urheberrechtlich geschützt. Die dadurch begründeten Rechte, insbesondere die der Über-
setzung, des Nachdruckes, der Entnahme von Abbildungen, der Funksendung, der Wiedergabe auf
photomechanischem oder ähnlichem Wege und der Speicherung in Datenverarbeitungsanlagen bleiben,
auch bei nur auszugsweiser Verwertung vorbehalten. Die Vergütungsansprüche des § 54, Abs. 2 UrhG
werden durch die 'Verwertungsgesellschaft Wort', München, wahrgenommen.

© by Springer-Verlag Berlin Heidelberg 1982

Die Wiedergabe von Gebrauchsnamen, Handelsnamen, Warenbezeichnungen usw. in diesem Buch
berechtigt auch ohne besondere Kennzeichnung nicht zu der Annahme, daß solche Namen im Sinne der
Warenzeichen- und Markenschutz-Gesetzgebung als frei zu betrachten wären und daher von jedermann
benutzt werden dürften.

# Vorwort

Trotz der medizinischen, technischen, baulichen und organisatorischen Verbesserungen ist der Patient während eines operativen Eingriffes weiterhin einem gewissen Infektionsrisiko ausgesetzt. Die sich daraus ergebende Verantwortung verpflichtet uns, alle geeigneten Massnahmen zu treffen, die den Wahrscheinlichkeitsgrad für die Entstehung einer Infektion herabsetzen. Massgebend sind hierfür die Richtlinien der Berufsgenossenschaften für die Zulassung zum Verletzungsartenverfahren und diejenigen des Bundesgesundheitsamtes über Anforderungen der Hygiene an die funktionelle und bauliche Gestaltung von Operationsabteilungen. Inzwischen sind diese Qualitätsanforderungen und damit die Berechtigung für daraus folgende Aufwendungen in Zweifel gestellt worden. Die medizinische und versicherungsrechtliche Verantwortung aller Beteiligten gaben deshalb Veranlassung, den wissenschaftlichen Erkenntnisstand zu den aufgeworfenen Fragen erneut festzustellen und die Hygieneanforderungen an Operationsabteilungen zu überprüfen. Die Beiträge aus den verschiedenen Fachrichtungen und die Zusammenfassung einer ausführlichen Diskussion geben hierzu die Antwort. Die Bedeutung der präventiven Hygieneanforderungen für die Qualitätsicherung im Operationsbereich wird offenkundig.

G. Hierholzer

# Inhaltsverzeichnis

# Verzeichnis der Mitarbeiter und Diskussionsteilnehmer


Arens, W., Dr.: Ärztlicher Direktor der Berufsgenossenschaftlichen Unfallklinik, Pfennigsweg 13, 6700 Ludwigshafen/Rh.

Bommer, W., Prof. Dr.: Direktor des Hygiene-Instituts der Universität, Wind-
ausweg 2, 3400 Göttingen

Bruckenberger, E., Dr.: Niedersächs. Sozialminister, Sozialministerium, Hin-
rich-Wilhelm-Kopfplatz 2, 3000 Hannover

Daschner, F., Prof. Dr.: Klinikum der Albert-Ludwig-Universität, Hugstetter
Str. 55, 7800 Freiburg i.Br.

Gundermann, K.O., Prof. Dr.: Direktor der Abteilung Hygiene, Sozialhygiene,
und Gesundheitswesen im Klinikum der Universität, Brunsiker Str. 2-6,
2300 Kiel 1

Haines, H., Dr.: Ministerialrat, Bundesministerium für Arbeit und Sozial-
ordnung, Postfach 140280, 5300 Bonn

Hierholzer, G., Prof. Dr.: Direktor der Berufsgenossenschaftlichen Unfallklinik, Großenbaumer Allee 250, 4100 Duisburg 28

Hoffmann, E., Prof. Dr.: Bayrisches Staatsministerium für Arbeit und Sozial-
ordnung, 8000 München 13

Hubmann, R., Prof. Dr.: Direktor der Urologischen Klinik des allgemeinen
Krankenhauses St. Georg, Lohmühlenstraße 5, 2000 Hamburg 1

Jungbluth, K.H., Prof. Dr.: Direktor der Unfallchirurgischen Abteilung der
Chirurgischen Universitätsklinik, Martinistr. 52, 2000 Hamburg 20

Kanz, E., Prof. Dr.: Direktor des Instituts für Krankenhaushygiene der Universität, 2000 Hamburg

Ludolph, E., Dr.: Oberarzt der Berufsgenossenschaftlichen Unfallklinik,
Großenbaumer Allee 250, 4100 Duisburg 28

Meierhans, R., Ing. Htl, Postfach 13, CH-8117 Fällanden-Zürich

Probst, J., Prof. Dr.: Direktor der Berufsgenossenschaftlichen Unfallklinik,
8110 Murnau/Obb.

X

Rehn, J., Prof. Dr.: Chefarzt der Chirurgischen Universitätsklinik der Berufsgenossenschaftlichen Krankenanstalten "Bergmannsheil", Hunscheidtstr. 1,
4630 Bochum

Sattel, W., Prof. Dr.: Oberarzt der Klinik und Poliklinik für Allgemeinchirurgie der Universität, Robert-Koch-Str.40, 3400 Göttingen

Seidler, F., Direktor: Landesverband Hessen-Mittelrhein der gewerbl. Berufsgenossenschaften, Vorsitzender des Verwaltungsausschusses Heilverfahren,
Wilhelm-Theodor-Rönheld-Str. 15, 6500 Mainz 1

Selenka, F., Prof. Dr.: Direktor des Hygiene-Instituts der Universität,
Universitätsstr. 150, 4630 Bochum

Thofern, E., Prof. Dr.: Direktor des Hygiene-Instituts der Universität,
5300 Bonn

Thomas, G., Prof. Dr.: Direktor der Orthop. Klinik, St. Elisabeth-Hospital,
4352 Herten

Watermann, F., Dr.: Hauptgeschäftsführer des Hauptverbandes der gewerbl.
Berufsgenossenschaften, Langwartweg 103, 5300 Bonn 1

Weber, B.G., Prof. Dr.: Chefarzt der Klinik für Orthopädische Chirurgie,
Kantonsspital St. Gallen, CH-9007 St.Gallen

Weller, S., Prof. Dr.: Direktor der Berufsgenossenschaftlichen Unfallklinik,
Rosenauer Weg 95, 7400 Tübingen

Werner, H.-P., Prof. Dr.: Hygiene-Institut der Johannes-Gutenberg-Uni-
versität, Hochhaus am Augustusplatz, 6500 Mainz

# Anforderungen an eine Operationsabteilung aus sozialrechtlicher und sozialmedizinischer Sicht

F. Watermann

Die Berufsgenossenschaften als Träger der gesetzlichen Unfallversicherung sind an der Diskussion medizinisch-wissenschaftlicher Probleme in gleicher Weise interessiert wie alle diejenigen Institutionen, die Verantwortung für das Krankenhauswesen tragen. Als Träger der gesetzlichen Unfallversicherung haben sie seit nunmehr fast 100 Jahren den gesetzlichen Auftrag, mit allen geeigneten Mitteln Prävention und Rehabilitation zu betreiben. Die Bewältigung beider Aufgaben steht in einem unlöslichen interdependenten Zusammenhang. Die unfallversicherungsrechtliche Praxis erschöpft sich nicht in der formalen Rechtsanwendung einer gesetzestreuen Verwaltung. Es ist vielmehr notwendig, im Rahmen der gesetzlich vorgegebenen Zielsetzung alle schöpferischen Gestaltungsmöglichkeiten zu erschließen und zu nutzen, um die Fülle wissenschaftlicher Erkenntnisse im Sinne dieses gesetzlichen Auftrages optimal zu nutzen. Das bedeutet für die Berufsgenossenschaften, in der Unfallheilbehandlung rechtzeitig das Richtige am richtigen Ort durch die richtigen Personen zu veranlassen. Der Gesetzgeber hat in diesem Rahmen oftmals Regelungen und Lösungen der berufsgenossenschaftlichen Selbstverwaltung sanktioniert, die diese vorher bereits aus eigener Initiative ergriffen hat. Die Einführung der gesetzlichen Unfallversicherung stellte die Medizin nicht nur in quantitativer Hinsicht, sondern vor allem aus der Sicht der kausalen Fragestellung des Unfallversicherungsrechts vor neue Probleme, die Anlaß zur wissenschaftlichen Durchdringung des gesamten Fragenbereiches boten. Wissenschaftliche Erkenntnisse solcher Art befruchteten wiederum die unfallmedizinische Praxis wie auch die Maßnahmen der Berufsgenossenschaften im funktionalen und institutionellen Bereich. Dieser vor fast einem Jahrhundert begonnene Dialog zwischen der gesetzlichen Unfallversicherung und der Unfallheilkunde wird ständig zum beiderseitigen Nutzen fortgeführt. Der Erfolg der berufsgenossenschaftlichen Unfallheilbehandlung liegt ganz wesentlich in der Organisation des Heilverfahrens begründet. In dieser Erkenntnis haben die Berufsgenossenschaften das Durchgangsarztverfahren und das Verletzungsartenverfahren sowie die besonderen Verfahren bei Augen-, Hals-, Nasen- und Ohrenverletzungen entwickelt.

In Fällen schwerer Verletzungen sind die Versicherten besonderen von den Berufsgenossenschaften zugelassenen Krankenhäusern zuzuführen. An diese Krankenhäuser werden in bezug auf ihre personelle und sachliche Ausstattung Qualitäts- und Qualifikationsanforderungen gestellt. Diese Anforderungen werden ständig dem neusten Stand der wissenschaftlichen Erkenntnisse angepaßt. Ergänzt wird das Netz der zum Verletzungsartenverfahren zugelassenen Krankenhäuser durch die Berufsgenossenschaftlichen Unfallkliniken mit ihrer speziellen und spezialisierten Aufgabenstellung.

Das berufsgenossenschaftliche Heilverfahren hat sich bewährt. Es hat den Unfallverletzten eine optimale medizinische Versorgung gesichert und viel menschliches Leid erspart. Das soll im Zeitalter zunehmender kritischer Aufgeschlossenheit unserer Bevölkerung gegenüber den medizinischen Belangen betont werden. Die Berufsgenossenschaften sind der Ansicht,

Hygieneanforderungen an Operationsabteilungen
Hrsg.: G. Hierholzer/E. Ludolph/F. Watermann
© Springer-Verlag Berlin Heidelberg 1982

daß eine medizinische Qualitätskontrolle nur präventiv verwirklicht werden kann, indem man die personellen und sachlichen Qualitätsansprüche an das Heilverfahren normiert und zum Gegenstand praktikabler Verfahrensregelungen macht. Die statistische Auswertung der Unfallheilverfahren in und außerhalb unserer Krankenhäuser bietet hierzu fundiertes Material.

Das Unfallheilverfahren hat sich darüberhinaus auch aus volkswirtschaftlicher Sicht bewährt. Die viel diskutierte Kostenexplosion im Gesundheitswesen hat sich nicht in gleicher Weise auf den berufsgenossenschaftlichen Bereich ausgewirkt wie in anderen Bereichen der Sozialversicherung. Bei den Berufsgenossenschaften bewegen sich die Kosten der medizinischen Rehabilitation noch immer proportional zum Anstieg des Bruttosozialproduktes. Um diesen finanziellen Zusammenhang, von dem die Berufsgenossenschaften als Versicherungsträger in ihren Rentenleistungen maßgeblich berührt werden, zu demonstrieren, sei darauf hingewiesen, daß nach statistischen Erhebungen von zehn in den Unfallkliniken behandelten Verletzten mit komplikationslos abgeheilten Oberschenkelbrüchen neun wieder in den Beruf zurückkehren. Ein Verletzter muß eine andere berufliche Tätigkeit aufnehmen. Dagegen kann ein durch eine Osteomyelitis komplizierter Fall Behandlungs- und Rentenkosten von mehr als 1 Million DM auslösen.

Auch daraus erklärt sich, daß die Berufsgenossenschaften für die zum Verletzungsartenverfahren zugelassenen Krankenhäuser auch in hygienischer Hinsicht besondere Anforderungen stellen. Diese Anforderungen sind in letzter Zeit Gegenstand wissenschaftlicher, rechtlicher und politischer Diskussion geworden.

Bis zum Inkrafttreten des Krankenhausfinanzierungsgesetzes war es den Krankenhausträgern überlassen, den Ausbau ihrer Krankenhäuser entsprechend den Anforderungen der Berufsgenossenschaften nach den Verletzungsartenverfahren durchzuführen und zu finanzieren. Nach Inkrafttreten des Krankenhausfinanzierungsgesetzes werden die Investitionskosten für die Krankenhäuser nach Maßgabe der Landeskrankenhausplanung von den Ländern bereitgestellt. Hier sind gelegentlich Auffassungsunterschiede zutage getreten im Hinblick auf die Qualitätsanforderungen, die die Berufsgenossenschaften nach Maßgabe des Verletzungsartenverfahrens stellen, im Verhältnis zu denjenigen Anforderungen, die im Rahmen der Krankenhausplanung von den Ländern erstellt wurden. Man muß sich darüber klar sein, daß es bis zum Inkrafttreten des Krankenhausfinanzierungsgesetzes außer den berufsgenossenschaftlichen Anforderungen praktisch keine Qualitätsnormen für die Unfallheilkunde in institutioneller Hinsicht gab, wenn man von einigen DIN-Normen absieht. Wenn die Länder nunmehr vor dem Hintergrund der berufsgenossenschaftlichen Anforderungen ein eigenes, nach Qualitätsmerkmalen abgestuftes Krankenhausversorgungssystem entwickeln, so muß es bei dem Bemühen, beide Systeme kongruent zu gestalten, zunächst zwangsläufig zu Überschneidungen kommen.

Was die rechtlichen Fragen betrifft, so ist die Position der berufsgenossenschaftlichen Selbstverwaltung in bezug auf ihre gesetzliche und ethische Verantwortung gegenüber den ihnen anvertrauten Versicherten unverrückbar. Wer den Qualitätsstandard des Heilverfahrens mindert, soll auch den Mut haben, dem Einzelnen wie der Allgemeinheit gegenüber die rechtlichen Konsequenzen auf sich zu nehmen, die sich in negativen Heilerfolgen niederschlagen. Das geht unter Umständen bis zur strafrechtlichen Verantwortlichkeit.

Die Berufsgenossenschaften erkennen an, daß den nach dem Krankenhausfinanzierungsgesetz zuständigen Instanzen eine eigenständige Verantwortung für die Gestaltung des Krankenhauswesens obliegt. Beide Rechts- und Interessenkreise sind nicht identisch. Sie überschneiden sich auf verschiedenen Ebenen. Beide Bereich müssen jedoch koordiniert werden. Hierzu gehört eine Bereitschaft zur Kooperation und zur gegenseitigen Abstimmung, die auf Seiten der Berufsgenossenschaften vorhanden ist und die mit einigen Ländern bereits erfolgreich praktiziert wird. Der Wille zu einer solchen Abstimmung ist jedoch ein politischer Wille. Seine Realisierung setzt die Beseitigung von Mißverständnissen voraus.

Es ist ein weitverbreitetes Vorurteil, das berufsgenossenschaftliche Verletzungsartenverfahren sei ein Verfahren, das nur einer priviligierten Klasse — nämlich den Unfallverletzten der Berufsgenossenschaften — zugute komme und somit dem Grundsatz der Gleichbehandlung aller Unfallverletzten und damit der finalen Zielsetzung der Rehabilitation widerspreche.

Das ist nicht der Fall. Die zum Heilverfahren zugelassenen Krankenhäuser, einschließlich der Unfallkliniken der Berufsgenossenschaften, haben schon immer der Behandlung Schwerverletzter offengestanden, gleichgültig ob es sich um einen Arbeitsunfall oder um einen anderen Unfall handelte, für den die Berufsgenossenschaft nicht einzustehen hat. Dies ist auch heute noch der Fall. Es ist also Sache der Leistungsträger der Rehabilitation, von diesem Angebot Gebrauch zu machen. Die Berufsgenossenschaften haben also kein Belegungsmonopol. Soweit durch ihre Anforderungen die Qualität der Krankenhäuser im günstigen Sinne beeinflußt wird, kommt sie allen Verletzten zugute. Die Forderungen der Berufsgenossenschaften haben in den letzten Jahrzehnten entscheidend den Qualitätsstandard der Unfallchirurgie beeinflußt. Überdies darf nicht übersehen werden, daß die Fälle, die in das Verletzungsartenverfahren fallen, in qualitativer Hinsicht zwar die schwerwiegendsten Verletzungen aufweisen, quantitativ aber nur einen geringfügigen Anteil an der Gesamtzahl der Verletzungen ausmachen.

Alle Planungen und Vorschläge der Berufsgenossenschaften zur Verbesserung der Rehabilitation sind auch jetzt auf die optimale Versorgung unserer gesamten Bevölkerung ausgerichtet. Das ergibt sich auch aus unseren Denkschriften, die wir z.B.
— für die Verbesserung der unfallverletzten Querschnittgelähmten,
— für die Schwerschädelhirnverletzten und
— für die Schwerbrandverletzten vorgelegt haben.

Sie dienen als Anregungen für die Krankenhausplanung, zu deren Realisierung wir unseren Anteil beitragen. In diesem Sinne haben die Berufsgenossenschaften ihren gesetzlichen Auftrag nie so verstanden, daß sie mit ihren Maßnahmen elitäre oder exklusive Vorstellungen von einer optimalen Versorgung Verletzter ohne Rücksicht auf die finanziellen Auswirkungen verwirklichen würden. Die Organe des Hauptverbandes vertreten in diesem Zusammenhang die Auffassung, daß es sozialpolitisch nur darum gehen kann, die Behandlung von Nicht-Arbeitsunfallverletzten auf das Niveau der Behandlung der Arbeitsunfälle zu heben und nicht umgekehrt.

Damit ist ein zweiter Problemkreis angesprochen: Die Berufsgenossenschaften erkennen an, daß die Länder in ihrem Bereich die maßgebliche Verantwortung für die Krankenhausplanung tragen. Das war früher nicht in dem Maße der Fall, wie es heute nach dem Krankenhausfinanzierungsgesetz zutrifft. Die Berufsgenossenschaften wollen daher nicht über den Kopf der Länder hinweg Qualitätsanforderungen an Krankenhäuser stellen, die seitens der Länder nicht finanzierbar sind. Die Berufsgenossenschaften wehren sich dagegen, daß ihre Anforderungen an die Krankenhäuser zum Verletzungsartenverfahren als Alibi der Krankenhausträger dienen, gegenüber den Planungsbehörden der Länder unangemessene und nicht finanzierbare Forderungen zu stellen. Die Berufsgenossenschaften sind nicht dafür verantwortlich, daß lokale und regionale Instanzen, gestützt auf berufsgenossenschaftliche Anforderungen, an die Länderbehörden Forderungen zum Ausbau von Krankenhäusern stellen, die letztlich nicht aus medizinischen, sondern aus vordergründigen politischen Erwägungen

4

vorgebracht werden. Die Berufsgenossenschaften müssen sich gegen solche unberechtigten Angriffe, die im politischen Raum gegen sie erhoben worden sind, wehren, weil dadurch die Voraussetzungen einer für beide Teile sinnvollen Zusammenarbeit gestört werden.
Unsere Anforderungen in hygienischer Hinsicht haben zwangsläufig finanzielle Aufwendungen zur Voraussetzung, die im Rahmen einer Krankenhausplanung ins Gewicht fallen. Die Berufsgenossenschaften sind der Ansicht, daß vielfach bei den Krankenhausplanungen der letzten Zeit, die ein Milliardenvolumen umfassen, elementare Grundsätze der Hygiene im operativen Bereich außer acht gelassen wurden. Der finanzielle Aufwand für die Berücksichtigung dieser Grundsätze steht in keinem angemessenen Verhältnis zur Gefährdung des angestrebten Rehabilitationserfolges. Es ist also letztlich nicht eine Frage des Finanzvolumens als solchem, sondern eine Frage der optimalen und sinnvollen Anlage der zur Verfügung stehenden finanziellen Mittel. Diese Frage ist nicht allein aus betriebswirtschaftlicher, sondern auch aus gesundheitspolitischer Verantwortung zu beurteilen. Daß in diesem Zusammenhang auch strukturelle Änderungen der Krankenhausversorgung in den Ländern bei bewußter Schwerpunktbildung notwendig und im Hinblick auf den Ausbau des Verletztentransports – insbesondere des Rettungswesens – möglich sind, sei nur am Rande erwähnt. Die Berufsgenossenschaften vertreten in diesem Zusammenhang den Standpunkt, daß sich beide Teile – nämlich Berufsgenossenschaften und Staat – davor hüten sollten, sich von Dritten den „schwarzen Peter" zuschieben zu lassen, wenn es um solche Umstrukturierungen geht, die sie gemeinsam als notwendig anerkennen.
Von den Hygienikern *erbitten* wir Informationen über den neuesten Stand gesicherter wissenschaftlicher Erkenntnisse ihres Fachgebietes und Anregungen und Vorschläge zur Ausgestaltung – ggf. Änderung – des Verletzungsartenverfahrens in bezug auf die einschlägigen Hygienevorschriften.
Von den Chirurgen, speziell von den Unfallchirurgen, *erwarten* wir eine kritische Beurteilung der Vorschläge der Hygieniker unter dem Aspekt ihrer unmittelbaren und unteilbaren Verantwortung gegenüber den ihnen anvertrauten Patienten im Hinblick auf Realisierbarkeit, Zuverlässigkeit und Praktikabilität des unverzichtbaren hygienischen Sicherheitsstandards.
Von den Vertretern der Länder *erhoffen* wir uns, daß sich auf der Basis dieser abgestuften wissenschaftlichen Beurteilung unter sozialpolitischer Zielsetzung der Rehabilitation und unter ökonomischen Aspekten in bezug auf realistische und realisierbare Lösungsmöglichkeiten eine Einigung über Wege und Möglichkeiten gemeinsamer Kooperation erzielen lassen.


*Literatur*


1. Kanz E (1979) Berufsgenossenschaftliche Anforderungen zum Verletzungsartenverfahren absolut notwendig. Berufsgenossenschaft 100
2. Klemm K, Junghanns H (1976) Behandlungs- und Folgekosten bei posttraumatischer Osteomyelitis des Ober- und des Unterschenkels. Berufsgenossenschaft 237
3. Hauptverband der gewerblichen Berufsgenossenschaften (1978) ...mit allen geeigneten Mitteln, Perspektiven berufsgenossenschaftlicher Prävention und Rehabilitation. Schriftenreihe des Hauptverbandes der gewerblichen Berufsgenossenschaften e.V., Bonn
4. Hauptverband der gewerblichen Berufsgenossenschaften (1978) Gesamtkonzeption der Rehabilitation aus der Sicht der Berufsgenossenschaften. Schriftenreihe des Hauptverbandes der gewerblichen Berufsgenossenschaften e.V., Bonn
5. Watermann F (1975) Die gesetzliche Unfallversicherung im Spannungsfeld von Prävention und Rehabilitation, von Kausalität und Finalität. In: Soziale Sicherung durch soziales Recht. Festschrift für Horst Peters. Kohlhammer, Stuttgart

6. Watermann F (1976) Die Belastung der gewerblichen Berufsgenossenschaften vor dem Hintergrund der allgemeinen Kostenentwicklung in der Sozialversicherung. Berufsgenossenschaft 279

# Anforderungen an eine Operationsabteilung aus chirurgischer Sicht

G. Hierholzer und E. Ludolph

Die baulichen und organisatorischen Anforderungen an OP-Abteilungen [1] sind im vergangenen Jahr durch einige Krankenhaushygieniker erneut zur Diskussion gestellt worden [4, 14]. Der operativ tätige Kliniker ist insofern unmittelbar angesprochen, als er bei einem operativen Eingriff auch für das Infektionsrisiko, dem der Patient ausgesetzt ist, die Verantwortung trägt. In der erforderlichen Diskussion ist für uns diese ärztliche Verantwortung vorrangig und damit Veranlassung, die aufgeworfenen Fragen zu klären. Wir verkennen dabei die zunehmende juristische und wirtschaftliche Auswirkung der Problematik nicht. Für die Berufsgenossenschaften ist die Diskussion insofern von Bedeutung, als diese immer wieder zu prüfen haben, ob die Anforderungen an Krankenhäuser für die Zulassung zum Verletzungsartenverfahren dem aktuellen Erkenntnisstand entsprechen.

In den zurückliegenden Jahren war die Notwendigkeit einer räumlichen Trennung von aseptischen und septischen Operationsbereichen unbestritten. Die allgemein gültige Auffassung ist 1979 in den Richtlinien des Bundesgesundheitsamtes über "Anforderungen der Hygiene an die funktionelle und bauliche Gestaltung von Operationsabteilungen" [1] niedergelegt. Inzwischen ist durch einige Autoren die quantitative Abstufung des Begriffes "Asepsis" und demzufolge die Trennung entsprechender Operationsbereiche kritisiert worden [4, 5, 14]. Durch die Ausscheidung von Keimen über die natürlichen Körperöffnungen und über operativ gesetzte Gewebeöffnungen seien alle Operationen als septisch zu bezeichnen. Die räumliche Trennung der OP-Bereiche trage der Bedeutung der Schmierinfektion nicht Rechnung und führe zu einer Vernachlässigung der Desinfektionsmaßnahmen. Nach Auffassung dieser Autoren werde mit geeigneten Desinfektionsmaßnahmen zwischen den Eingriffen dem anerkannten Grundsatz — der Patient darf im Operationsbereich durch seinen Vorgänger nicht gefährdet werden — ausreichend entsprochen. Operationsräume ließen sich auch nach septischen Eingriffen verhältnismäßig leicht in einen hygienisch einwandfreien Zustand bringen. Nach Drake et al. [6] haben die in Operationssälen nachgewiesenen Luftkeimzahlen für die Wundinfektionsrate keine Bedeutung. Der Wegfall einer räumlichen Trennung erlaubt nach Daschner [4] und Werner [14] eine bessere Raum- und Personalausnutzung, außerdem sei die Kostenfrage der Operationsabteilung ohne Trennung in einen aseptischen und einen septischen Bereich günstiger zu lösen. Statt der räumlichen Trennung wird die Alternative in einer funktionellen Regelung gesehen — unter anderem in einem Operationsprogramm, das nach aseptischen Gesichtspunkten abgestuft ist.

Aus chirurgischer Sicht ist dieser Vorschlag Ausgangspunkt für die theoretische Diskussion und für die Frage der praktischen Durchführbarkeit. Bei der Besprechung der Hygieneanforderungen an OP-Abteilungen werden wir zu berücksichtigen haben, daß aus fachlichen und organisatorischen Gründen zwangsläufig parallel operative Eingriffe an Patienten mit hoher Infektionsgefährdung als auch an Patienten durchgeführt werden müssen, von denen eine hohe Infektionsgefahr ausgeht [2]. Unter diesem Gesichtspunkt halten wir als operativ tätige

Hygieneanforderungen an Operationsabteilungen
Hrsg.: G. Hierholzer/E. Ludolph/F. Watermann
© Springer-Verlag Berlin Heidelberg 1982

Kliniker die Unterteilung in septische, aseptische und hochaseptische Operationsbereiche durchaus für sinnvoll [8, 11]. Wir stimmen auch der von Kanz und Jungbluth eingeführten Definition der "Non-Infektion" zu [8]. Uns erscheint die von diesen Arbeitsbegriffen ausgehende didaktische Wirkung wichtiger als die derzeitige philologische Kritik an den Formulierungen. Wir verkennen nicht, daß die mit der Asepsis verbundene Zielsetzung durch die Tätigkeit von Personen im Operationssaal und durch den Eingriff selbst nur näherungsweise erreicht werden kann. Um so mehr sollte aus unserer Sicht für die baulichen Voraussetzungen und für den organisatorischen Ablauf im Operationsbereich die Konsequenz aus den beim Abtransport von Patienten und aus den bei Eingriffen stark unterschiedlichen Keimfreisetzungen gezogen werden.

Der Kliniker orientiert sich an dem bekannten Leitsatz der Hygiene: "Der Grad der Wahrscheinlichkeit einer Infektion ist das Maß der Hygiene und die Verminderung dieses Grades der Wahrscheinlichkeit einer Infektion ist das Maß des hygienischen Erfolges." Es ergibt sich daraus die Aufforderung, den Wahrscheinlichkeitsgrad der Infektion durch alle geeigneten Maßnahmen herabzusetzen. Natürlich müssen diese realisierbar und leicht kontrollierbar sein. Die Forderungen müssen auch beide der in Frage kommenden Infektionswege berücksichtigen, also den Kontaktweg und den Luftweg, obwohl für ihre Bedeutung ein Verhältnis von 10:1 angegeben wird. Die von Hambraeus et al. [7] mitgeteilten Untersuchungsergebnisse über nicht wesentlich differierende Keimbesiedelungen in Operationssälen nach aseptischen und septischen Eingriffen sind sicher ein Hinweis auf einen hohen Hygienestandard der untersuchten Kliniken. Für den täglichen Arbeitsablauf muß sich aber aus der räumlichen Anbindung eines septischen Operationssaales an den aseptischen Bereich allein schon durch die möglichen Kreuzungswege und durch die Gefahr der Kontaktinfektion beim An- und Abtransport der Patienten das von Kanz [9, 10] beschriebene schwächste Glied in der Kette der Maßnahmen ergeben. Entsprechendes gilt für den Eingriff, der mit einer massiven Keimfreisetzung verbunden ist. Mit einzubeziehen in die Frage ist auch die von einem solchen Bereich ausgehende Gefahr der Bildung sekundärer Luftkeime. Die sich daraus ergebende Gefahr ist nicht nur im quantitativen Verhältnis zu den Kontaktkeimen, sondern auch absolut zu werten [12, 13]. Die Entscheidung der Frage einer Trennung des aseptischen vom septischen OP wird insgesamt sicher nicht nur unter der Wertung der experimentell erhobenen Befunde möglich sein, da sie eine Aussage nur für die jeweils definierten Bedingungen erlauben. Mit entscheidend ist weiterhin die praktische Erkenntnis, daß die Kontrollmöglichkeit durch bauliche Gegebenheiten und äußere Schranken wesentlich beeinflußt werden kann.

Die pathogenetische Bedeutung der Kontaktkeime und der sekundären Luftkeime für eine Operationsabteilung ist unbestritten. Es ergibt sich daraus die Forderung nach einem hohen Hygienestandard. Die bauliche Trennung des aseptischen vom septischen Operationsbereich entspricht dieser Forderung, die Vorteile sind offensichtlich. Die Kenntnisse über die Dekontamination und über die Non-Infektion sind auch für die Organisationsform entscheidend. Unter Berücksichtigung der didaktischen Auswirkungen auf die im Operationssaal tätigen Personen sollten die seit Jahren üblichen Arbeitsbegriffe — septischer, aseptischer und hochaseptischer Bereich — beibehalten werden. Die positiven Auswirkungen des gefilterten und gerichteten Verdrängungsluftstromes sind geeignet, die Infektionsgefahr im Operationssaal zu verringern. Der Beweis für eingangs erwähnte Auffassungen, die die verschiedenen Hygienemaßnahmen in Frage stellen, ist bisher nicht erbracht. Es besteht somit keine Berechtigung, die derzeitigen Richtlinien zu ändern, zumal chirurgischerseits dem Leitsatz zuzustimmen ist: "Hygienisches Denken ist gleich prophylaktisches Denken."

*Literatur*

1. Kommission des Bundesgesundheitsamtes (1979) Erkennung, Verhütung und Bekämpfung von Krankenhausinfektionen. Bundesgesundheitsblatt 22/10:181
2. Adam O, Schöttle H, Jungbluth K-H, Pfanzeit R, Turhan U (1977) Infektionen in der Unfallchirurgie. In: Eckert P, Rodewald G (Hrsg) Hygiene und Asepsis in der Chirurgie. Thieme, Stuttgart, S 27
3. Altemeier WA, Burke JF, Pruitt BA, Sandusky WR (1976) Manual on Control of infection in surgical patients. Lippincott, Philadelphia Toronto
4. Daschner F (1979) Stellungnahme zu "Aseptischer" und/oder "septischer" Operationstrakt? Hyg Med 10:423
5. Daschner F (1979) In Rundgespräch "Infektionsverhütung". Langenbecks Arch Chir 349:35
6. Drake CT, Goldman E, Nichols RL, Piatruszka K, Nyhus LM (1977) Enviromental and air borne infection. Ann Surg 185:219
7. Hambraeus A, Bengtsson S, Laurell G (1978) Bacterial contamination in a modern operating suit to effect of a zoning system on contamination of flours and other surface. J Hyg (Lond) 80:57
8. Kanz E (1979) Die Non-Infektion als hygienisches Grundkonzept der Unfallchirurgie. Unfallchir 5:1
9. Kanz E (1977) Transmission von Mikroorganismen im Krankenhaus. In: Seeliger HPR, Dietrich M, Raff WK (Hrsg) Bekämpfung des infektiösen Hospitalismus durch anti-mikrobielle Dekontamination. Braun, Karlsruhe, S 15-35
10. Kanz E (1977) Hygiene im Operationstrakt. In: Eckert P, Rodewald G (Hrsg) Hygiene und Asepsis in der Chirurgie. Thieme, Stuttgart, S 2
11. Probst J (1978) Hygienische Erfordernisse in operativen Bereichen. Arzt und Krankenhaus 1-3:50
12. Thomas G, Meierhans R (1979) Hygienestatus der Raumluft in Operationssälen. Med Orthop Techn 99:216
13. Weber BG, Stöhmer G, Meierhans R (1971) Sterile Operationsboxen. Z Orthop 109:803
14. Werner H-P (1979) Stellungnahme zu "Aseptischer" und/oder "septischer" Operationstrakt? Hyg Med 10:421

# Begriffsbestimmung und Bedeutung der Asepsis, Desinfektion und Sterilisation

W. Bommer

Die Begriffe "Antisepsis" und "Asepsis" sind kaum 100 Jahre alt. Sie wurden von Chirurgen geprägt, zunächst ohne Berücksichtigung mikrobiologischer Zusammenhänge und ohne genaue Kenntnis von Infektionsquellen und Übertragungswegen. Es gibt historische Beispiele dafür, daß hygienisches Denken auch unabhängig von mikrobiologischen Ergebnissen möglich ist. Die Großtat des Gynäkologen Semmelweis, die Händedesinfektion in Chlorwasser, hatte keine bakteriologische Grundlage. Der Vater der modernen Seuchenhygiene, Max von Pettenkofer, lehnte den Gedanken an bakterielle Krankheitserreger ab und schuf dennoch durch seine "Sanierung der Umwelt" die Grundlagen für unser heutiges hygienisches Denken. Die furchtbare Choleraepidemie in Hamburg in den 90er Jahren des vorigen Jahrhunderts wurde nicht überwunden, weil der Choleraerreger entdeckt war und für einen Groschen in einem Optikerladen besichtigt werden konnte, sondern weil Robert Koch die Empfehlung gab, das Trinkwasser vor dem Genuß abzukochen.

Gegen die "Fäulnis" (Sepsis) von Wunden ging erstmalig der englische Chirurg Joseph Lister mit der aus dem Steinkohlenteer gewonnenen Karbolsäure vor, angeregt durch die damals eingeführte Behandlung stinkender städtischer Abwasserteiche mit großen Mengen dieser Chemikalie. In der Tat gelang es Lister, durch die ziemlich konzentrierte Anwendung dieses im übrigen recht unangenehmen und giftigen Desinfektionsmittels die Wundinfektionsrate eindrucksvoll zu senken (Abb. 1).

Erst später kam man auf den Gedanken, das chirurgische Instrumentarium zu desinfizieren, zunächst durch Einlegen in Sublimatlösung (Ernst von Bergmann) — wir würden das heute "Kaltsterilisation" nennen —, dann nach Koch's Erfindung des "Dampftopfes" durch Einbringen in strömenden Dampf von 100°C. Schließlich entsann man sich der jahrhundertealten Entdeckung des genialen Pariser Physikers Denis Papin, der gezeigt hatte, daß Wasserdampf — in einem zugeschraubten Topf unter Druck gesetzt — sich schneller erhitzt und höhere Temperaturgrade erreicht. Man erkannte in diesem alten Verfahren die Möglichkeit, nicht nur alle vegetativen Keimarten sicher abzutöten, sondern auch die Dauerformen der meisten gefürchteten Wundinfektionserreger unschädlich zu machen.

Ein weiterer Schritt waren die Einführung der Händedesinfektion — zunächst durch Abreiben mit Sublimat — nach vorangegangener Waschung. Damit wurde die lange in Vergessenheit geratene hygienische Idee des Wiener Assistenzarztes Semmelweis neu belebt. Hinzu kam das Abtrocknen mit sterilen Tüchern, das Anlegen reiner OP-Kleidung mit Mundschutz sowie das Tragen von OP-Gummihandschuhen, wenn deren Erfindung auch ursprünglich der schrecklichen Karbolsäure Lister's zu verdanken war, gegen die sich zumindest Chefärzte und leitende OP-Schwestern mit Handschuhen zu schützen pflegten [1].

Bemerkenswert ist an dieser Entwicklung ein Wandel des Denkens zum eigentlichen hygienischen hin, d.h. von der bloßen Bekämpfung der Wundinfektionserreger durch "Antisepsis" zur Schaffung einer primär sauberen, keimarmen Umgebung des chirurgischen Eingriffs.

Hygieneanforderungen an Operationsabteilungen
Hrsg.: G. Hierholzer/E. Ludolph/F.Watermann
© Springer-Verlag Berlin Heidelberg 1982

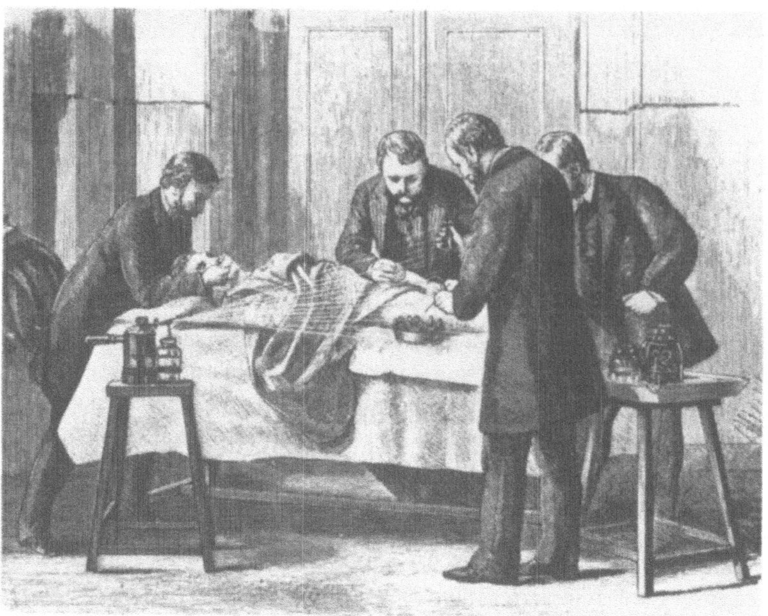

**Abb. 1.** Operation im Karbolsäurespray nach der Methode von Lord Joseph Lister

Dies bezeichnen wir mit "Asepsis", im modernen Sprachgebrauch auch mit "Non-Infection".
Diese Entwicklung ist wohlgemerkt erst wenige Jahrzehnte alt. Es ist noch nicht allzu lange
her, daß Wundinfektionen in einem erschreckenden Ausmaß allgemein üblich waren — in
extremen Fällen bis zu einer Todesrate in chirurgischen Kliniken von 80% —, und daß damit
die Kunst der besten Chirurgen oft zunichte gemacht bzw. ad absurdum geführt wurde.
Rückschläge gab es auch noch im Zeitalter der Asepsis in den großen Kriegen, wo vor der
Entdeckung der Antibiotica und bei kaum vorhandener Chemotherapie die Wundinfektionen mit Eiterkeimen, Anaerobiern und Diphtheriebakterien die chirurgischen Lazarette
und Hospitäler förmlich überfluteten. "Die deutschen Chirurgen gingen in den großen Krieg",
schreibt Arthur Läwen 1922 über die ärztlichen Erfahrungen im ersten Weltkrieg, "mit all
den Kenntnissen ausgerüstet, die sich an die Errungenschaften der letzten Jahrzehnte auf
bakteriologischen Gebiet knüpften, und die über die Lehre von der Antisepsis zur aseptischen Wundbehandlung geführt hatten." Die hierein gesetzten Erwartungen wurden jedoch
nur zum Teil erfüllt, und es "kam doch recht bald eine starke Enttäuschung über das in der
Wundbehandlung Erreichbare zum Ausdruck" [2].
Trotz dieser Rückschläge und vielleicht gerade durch die Lehren der Kriege ist es doch in
bewundernswert kurzer Zeit möglich geworden, in den operativen Fächern einen Hygienestandard zu erreichen, auf den die Chirurgen, die Mikrobiologen und die Hygieniker mit
Genugtuung hinweisen können. Die sorgfältige Vorbereitung und Abdeckung des Patienten,
die präoperative Reinigung des Operationsfeldes, die Verwendung sicher steriler Instrumente und Tücher, die gründliche Vorbereitung der Operateure und des übrigen OP-Personals
sind die Grundlagen dieses Standards und für jeden Chirurgen eine unverzichtbare Selbst-
verständlichkeit.

Wir sind heute in der Lage, dem chirurgisch tätigen Arzt moderne, voll klimatisierte und
erstklassig ausgerüstete Operationseinheiten zur Verfügung zu stellen, die nach Raumauf-
teilung, Luftführung und nach den Möglichkeiten der Sauberhaltung und Desinfektion den
hygienischen Regeln entsprechen. Eine Vielzahl technischer Entwicklungen und Verfahren
physikalischer und zum Teil auch chemischer Art ist heute imstande, auch hohe Anforderungen an die Keimarmut von Instrumenten, Wäsche, OP-Kleidung etc. zu erfüllen, vorausgesetzt, daß eine nachträgliche Rekontamination des aufbereiteten Gutes bei Transport und
Lagerung ausgeschlossen ist. Es muß zugegeben werden, daß die Hygieniker in den letzten
Jahren oft Mühe hatten, hinsichtlich dieses Sicherheitsstandards mit der stürmischen technischen Entwicklung in den operativen Fächern Schritt zu halten. Ein Riesenproblem waren z.B. die ersten Herz-Lungen-Maschinen, deren entscheidende Bestandteile praktisch
nicht desinfizierbar waren. Die Desinfektion oder Sterilisation von Beatmungs- und Inhalationsgeräten sowie von stofflich kompliziert zusammengesetzten, mit optischen Einrichtungen und dünnen Kanälen versehenen Instrumentarien sind bis heute nur zum Teil oder
nur unter großem Aufwand erreichbar, doch dürften auch diese Lücken in Kürze zufrieden-
stellend geschlossen sein. Alles in allem kann also behauptet werden, daß derzeit ein Höchst-
stand an Hygieneniveau erreicht ist, jedenfalls insoweit, als genügend technische Methoden
und Verfahrensweisen verfügbar sind.
Obgleich also sozusagen alles Notwendige vorhanden ist, steht die "rauhe Wirklichkeit"
vielerorts hierzu im Widerspruch. In vielen kleineren und mittelgroßen Häusern, ja selbst
in mancher großen Klinik sehen sich die Kollegen der operativen Fächer Voraussetzungen
gegenüber, die vor allem aus Gründen fehlender Finanzmittel durch räumliche Enge und
das Nichtvorhandensein auch nur einigermaßen getrennter Wegeführungen ein optimales
Operieren kaum noch gestatten. Da fehlen Schleusen und Einleitungsräume. Wenn vorhanden, sind sie häufig auch Aufbewahrungsorte für Putzutensilien und überfüllte Abfallsäcke,
neben denen die Narkoseschläuche an der Wand baumeln. Eine zentrale Sterilisation ist
nicht vorhanden, dafür ein altertümlicher sogenannter "Steriraum", in welchem ohne erkenn-
bare Trennung nebeneinander die Handreinigung verschmutzter Instrumente und deren Wie-
deraufbereitung und sterile Verpackung erfolgen. Oft sind diese keimbelasteten und über-
wärmten Räume durch Schiebefenster oder lose Schwingtüren mit einem oder mehreren
OP-Räumen verbunden. Eine OP-Klimaanlage fehlt oder befindet sich in einem beklagens-
werten Zustand: verrottete Aggregate, gar keine oder wenige, grobe Filter, die auch noch
schlecht sitzen, unmittelbare Ansaugung von Küchendünsten, Baustellenstaub, Autoabgasen
oder gar Abluft aus einer Müllverbrennungsanlage. Umkleideräume sind manchmal gar nicht
vorhanden oder mit einem Personalaufenthalts- und Frühstücksraum engsten Ausmaßes kom-
biniert. Meist sind die Umkleideräume viel zu eng und vollgestopft mit Schuhen, Kleidern,
Kartons und anderen Dingen, die nicht hineingehören. Auch die OP-Nebenräume dienen
häufig als Stapelorte für zahllose Vorratskartons, nicht benutzte Geräte etc., so daß der
Hygieniker, den der Arzt zur Beratung herbeiruft, manchmal vor einer beinahe hoffnungs-
losen Situation steht. Man hat gelegentlich den Eindruck, daß jahrzehntelang nichts für den
Fortschritt dieser chirurgischen Abteilungen getan wurde, und es stimmt traurig, zu erfah-
ren, daß von dem oben gepriesenen modernen Hygienestandard aus den vorgenannten Gründen kaum etwas zu spüren ist. Es ist verständlich, daß in derartigen Situationen Begriffe
wie "Kostendämpfung" oder "Kosten-Nutzen-Analyse" oder "Hygiene muß machbar sein"
vom Hygieniker schmerzlich empfunden werden.
Es gibt nun allerdings auch den umgekehrten Fall, daß in einer modernen chirurgischen Abteilung mit allen Möglichkeiten eines hohen Standards durch Mängel in der Personaldisziplin

12

und in der Organisation des Betriebsablaufes sowie durch ein extrem schwaches Hygiene-
bewußtsein das Niveau, welches aufgrund der gegebenen Voraussetzungen erreichbar wäre,
nicht eingehalten wird.

Nun einige Grundsätzlichkeiten zur Infektionsverhütung im OP-Bereich aus der Sicht des
Hygienikers, wobei in Rechnung zu stellen ist, daß manche Chirurgen den Hygieniker nicht
gerade für einen Phantasten, jedoch mindestens für einen Idealisten halten, der von den Dingen schwärmt, wie sie sein sollten, in Wirklichkeit aber meistens nicht sind.

Hygiene im OP beginnt bekanntlich bereits auf der Station, und nach vollendeter Operation
setzt sich die Infektionsverhütung auf der chirurgischen Krankenstation fort. Der Patient ist
eine wichtige Infektionsquelle für sich selbst und für andere. Haut, Wäsche und Bett können
erheblich mit Keimen belastet sein. Jeder für die Operation vorgesehene Patient muß noch
auf Station möglichst weitgehend dekontaminiert werden, z.B. durch Polyvidon-Jod-Bäder
oder -Waschungen (80% Keimreduktion), durch frische Leibwäsche, Kopfschutz und durch
ein reines Bett. Der Patient darf nicht mit dem Bett in den Operationsraum gefahren werden,
wie man es immer noch erleben kann, sondern muß an einer Schranke oder Patientenschleuse
[3] umgelagert werden, wobei reines und unreines Personal getrennt bleiben soll. Schranke,
Leiste oder Bodenstrich sind Notbehelfe, jedoch immerhin brauchbar. Automatische Fenster-
schleusen mit Förderband bieten den Vorteil, daß das Heben des Patienten durch das Personal entfällt und die Abgrenzung zum reinen Bereich eindeutiger ist. Nachteilig können zu
niedrige Fensteröffnungen wegen evtl. angehängter Infusionen sein, ferner Förderbänder,
die nicht mit einem Tuch für jeden Patienten zu beschicken sind, so daß sie zwischenzeitlich
häufiger gereinigt und desinfiziert werden müssen. UV-Strahler sind nur begrenzt wirksam.
Die stets notwendige Seitentür darf nicht der Bequemlichkeit dienen. Sie darf nur in Ausnahmefällen oder für sitzend zu transportierende Patienten — etwa aus der Neurochirurgie
— benutzt werden.

Das OP-Personal betritt den reinen Bereich durch eine Personalschleuse [3]. Schon vor Betreten der Schleuse empfiehlt sich eine Händeschnelldesinfektion mit einem alkoholischen
Präparat aus einem Desinfektionsmittelspender. Die Schleuse soll aus 3 Kammern bestehen:
Im unreinen Aus- und Ankleidebereich befinden sich Sanitäranlagen und Wandspender für
die Händedesinfektion. Eine Händeschnelldesinfektion sollte nach Ablegen der Schuhe und
Kleider nochmals erfolgen. Im Eingangsbereich zum OP werden Unterkleidung sowie Haube
und Schutzmaske angelegt. Die OP-Schuhe sollen aus desinfizierbarem Kunststoff sein und
durch spezielle Wasch- und Desinfektionsverfahren, wie sie sich z.B. im Göttinger Klinikum
bewährt haben, aufbereitet werden.

Versorgungsmaterial und Geräte über die Personalschleuse einzubringen, kann bei Raum-
mangel als Notbehelf angesehen werden. Wenn irgend möglich, soll hierfür eine eigene Schleuse vorhanden sein. Der Idealfall ist der an die Zentralsterilisation angebundene reine Versor-
gungsflur. Dann kann der OP-Raum unmittelbar über eine Tür mit Spezialwagen oder über
eine Durchreiche bedient werden. Bei automatischem Warentransport (AWT) darf der AWT-
Bahnhof nicht unmittelbar auf den reinen Flur münden, sondern die Container müssen eine
speziell hierfür ausgerüstete Schleuse, evtl. mit UV-Vorhang, passieren.

Wie sieht es nun mit der Asepsis im herkömmlichen OP — gemessen an den Luftkeimzahlen
— während der Operation aus? In chirurgischen Abteilungen ohne Personal- und Patientenschleusen lassen sich nach Kanz unmittelbar am OP-Tisch die höchsten Luftkeimzahlen nachweisen: 1000-1600 Keime/m$^3$ Luft. Bei vorhandenen Schleusen und bei konventioneller
Klimatisierung werden am Operationsfeld immerhin noch ca. 400 Keime/m$^3$ gemessen, und
diese Zahl steigt beträchtlich bei stärkeren Körperbewegungen des Personals sowie bei jedem
Patientenwechsel [4]. Nur eine Reinraumverdrängungsströmung (Laminar-Flow) vermag die

Luftkeime in OP-Räumen bis auf einstellige Zahlen zu senken, wie u.a. Sattel und Peiper in Göttingen in eindrucksvollen Untersuchungen nachweisen konnten [5, 6]. Das Reinfeldsystem von Esdorn und Lury, das der Abschirmung des unmittelbaren OP-Feldes gegen kontaminierende Keime dient, befindet sich zur Zeit noch in der Erprobung. Es scheint jedoch ähnlich günstige Ergebnisse zu liefern (K.-O. Gundermann, persönliche Mitteilung).

Es trifft sicher zu, daß die in der Luft schwebenden Keime den geringeren Anteil an peroperativen Infektionen ausmachen, doch kann z.B. eine starke Flusenbildung bei der herkömmlichen Textilwäsche und Textilbekleidung sehr wesentlich zum Transport und zur Sedimentation sekundärer Luftkeime beitragen. Primäre, aus der künstlichen Belüftung stammende Luftkeime lassen sich durch die Installation einwandfreier Klimaanlagen mit den üblichen 3 Filterstufen praktisch ausschalten [7-9]. Defekte Klimaanlagen meist älterer Konstruktion stellen jedoch unter Umständen einen beträchtlichen Risikofaktor dar. So fanden wir beispielsweise in dem gynäkologischen OP eines Krankenhauses, in welchem ausschließlich grüne OP-Wäsche und grüne Kleidung verwendet wurden, überall Staubschichten aus blauen Flusen, die nur aus dem allgemeinchirurgischen Operationstrakt stammen konnten, wo diese Farbe üblich war. Der Befund ließ sich nur durch Übertragung mittels der defekten OP-Klimaanlage erklären.

Eine wesentliche Verminderung der Flusenbildung und damit eine Verringerung der Kontaminationsgefahr im Bereich des Operationsfeldes kann durch die konsequente Verwendung von Einweg-OP-Wäsche und Einweg-OP-Kleidung erzielt werden [10]. Beide haben inzwischen — obgleich bisher nur von wenigen Firmen angeboten — einen Standard erreicht, der vom praktischen wie vom hygienischen Standpunkt aus ihre Einführung in die operativen Fächer rechtfertigt, ohne daß die Kosten so sehr ins Gewicht fallen, wie das manche Klinikverwaltungen befürchten. Insbesondere Einweg-OP-Wäsche, die aus flüssigkeitsundurchlässigen und flüssigkeitsaufsaugenden Schichten zusammengesetzt ist, kann zur Abdeckung bei Operationen mit Vorteil verwendet werden, weil Blut, Sekrete und andere keimbeladene Flüssigkeiten die Tücher einerseits nicht durchdringen können, andererseits in den saugfähigen Anteilen festgehalten und am Abfließen gehindert werden, so daß Verunreinigungen der Unterlagen, des Bodens, des Patienten und des Personals in weit geringerem Maße erfolgen als bei der Verwendung von Textilien einschließlich Mischgewebe (Abb. 2). An den Einwegkitteln der Operateure sind Vorderseite und untere Ärmelbereiche mit undurchlässigem Material versehen, so daß eine Keimdurchwanderung nach beiden Richtungen nicht stattfinden kann.

Was die Möglichkeit einer Keimabscheidung von der Stirnhaargrenze sowie aus Nase und Mund betrifft, so herrscht Einigkeit darüber, daß diese Bereiche möglichst vollständig abgedeckt werden müssen. Dazu dienen Haube und Mundschutz. Letzterer gilt allerdings seit jeher als problematisch; lästig zugleich und bedenklich durch die sich anreichernden Keime, die sich im feuchten Milieu sogar vermehren können, wie es z.B. Kanz in eindrucksvollen Abbildungen wiederholt dartun konnte [11]. Der Mundschutz sollte daher im Idealfall stündlich, mindestens jedoch zweistündlich gewechselt werden. Noch besser wäre es aus hygienischer Sicht, wenn ganz ohne Mundschutz operiert werden könnte. Es gab diese Möglichkeit erstmals, als die bekannten "Astronautenhelme" mit automatischer Absaugung in die Knochenchirurgie eingeführt wurden. Sie bedurften einer umständlichen Installation möglichst bereits beim Bau des Operationsraumes. Die Helme waren anfangs noch unhandlich und verursachten ein Gefühl der Isolierung. Das hat sich geändert. Moderne Helme bestehen nur noch aus einem leichten Plastikrahmen, in den eine sterile Plexiglasscheibe durch die OP-Schwester eingesetzt wird. Die Absaugung erfolgt angenehm und kaum merklich über das Gesicht und schafft ein

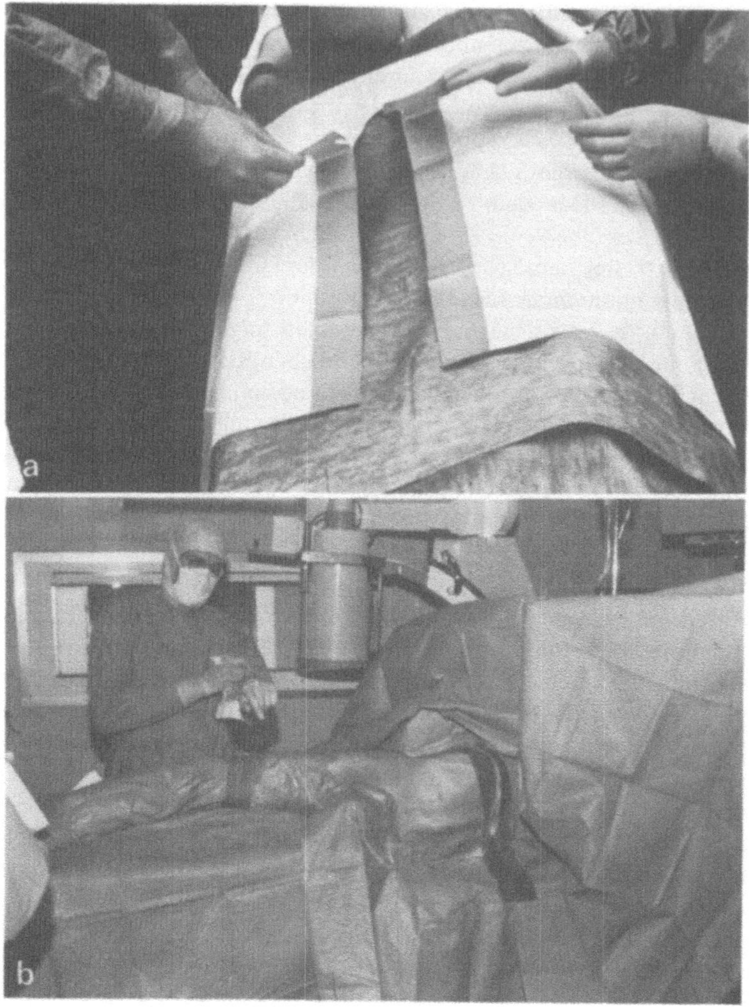

**Abb. 2 a, b.** Verwendung von Einwegtüchern mit Dreifach-Schichtung und Klebefalz bei orthopädischen Operationen. (Mit frdl. Erlaubnis von A.E. Staubli)

unbelastetes Gefühl der Frische über eine beliebig lange Zeit. Diese neue Methode ist auch nicht mehr an feste Installationen gebunden, sondern kann mit einem handlichen, fahrbaren Gerät, welches über mehrere Anschlüsse verfügt, in jedem beliebigen Operationsraum eingesetzt werden (Abb. 3). Die Annehmlichkeit der Anwendung bei einwandfreier Verständigungsmöglichkeit sowie der unbestreitbare hygienische Vorteil einer Senkung des Infektionsrisikos vom Gesichtsbereich her dürfte diesem Verfahren die Zukunft sichern.
Ein sehr wesentliches und vielerorts schwer zu lösendes Problem ist die Entsorgung des OP-Bereiches, vor allem die Behandlung der Wäsche und die Abfallbeseitigung. Wie leicht nachzuweisen ist, sind die nach einer Operation verbleibenden Wäschehaufen in der Regel deutlich mit Keimen belastet, auch bei aseptischen Operationen. Die Sammlung und der Transport sind daher durchaus ein Infektionsrisiko für das damit hantierende Personal sowie für

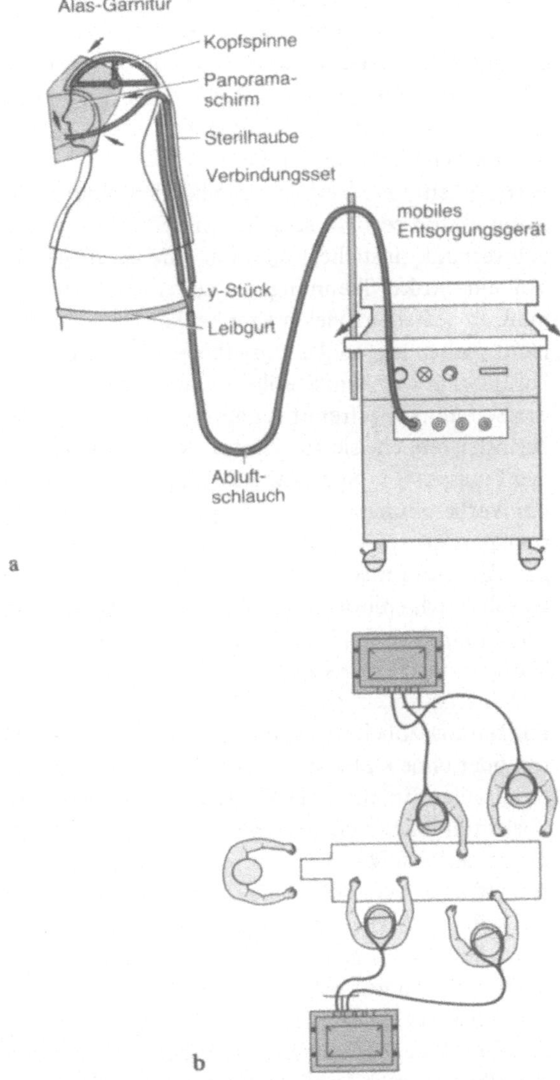


**Abb. 3 a, b.** Einsatz des mobilen Atemluftabsaugsystems mit Operationshelm bei hoch-aseptischen Operationen. (Mit frdl. Erlaubnis der Drägerwerke AG, Lübeck)

die Umgebung auf den Transportwegen, vor allem in Häusern, in denen keine getrennten Entsorgungswege vorhanden sind und oft längere Strecken zur Wäscherei bzw. zur Desinfektion zurückgelegt werden müssen. Auch hier bewährt sich die totale Verwendung von Einweg-OP-Wäsche. Grundsätzlich beträgt das Volumen der Einweg-Wäsche ca. 1/5 des normalen Wäschevolumens. Durch richtige Handhabung läßt sich z.B. der Wäscheanfall einer Operation zusammen mit anderen Kleinabfällen bequem in dem nach innen gekehrten Einwegüberzug des Instrumententisches unterbringen und ohne Kontaminationsgefahr für die

Umgebung entfernen. Gerade für kleinere Häuser oder solche mit stark beengten räumlichen Verhältnissen stellt daher der Einsatz von Einwegwäsche auch unter diesem Gesichtspunkt die Methode der Wahl dar. Die verschiedenen Möglichkeiten einer Beseitigung von Problemmüll aus dem OP-Bereich, z.B. durch Verbrennung, durch Ablagerungen mit kommunalen Abfällen nach Autoklavierung oder mittels Abtransport durch spezielle Firmen sollen hier nicht abgehandelt werden [12].

Was die heute zur Verfügung stehenden Methoden und Ausrüstungen für Sterilisation und Desinfektion betrifft, so sollte eine Sterilisationszentrale in jedem Haus mit operativem Schwerpunkt installiert sein. Für eine derartige Einrichtung ist genügend Raum einzuplanen, weil eine strikte Trennung in eine reine und eine unreine Seite dringend gefordert werden muß. In auffallend vielen Krankenhäusern — vorwiegend älterer Bauart — ist diese Trennung nicht vorhanden, so daß unsauberes Gut sich in demselben meist sehr engen "Steriraum" befindet, in welchem Sterilgüter zum Abtransport bereitliegen. Auch die Klimatisierung beider Seiten muß getrennt verlaufen. Es empfiehlt sich, Instrumente nach Gebrauch vorzudesinfizieren, ehe sie zur Zentralsterilisation gebracht werden. Dies läßt sich z.B. während des Transports in Spezialwagen leicht handhaben. Bei automatischen Transportanlagen kann das Aufbereitungsgut in die ursprünglichen Papierhüllen zurückverpackt und somit trocken transportiert werden. Bei Verwendung moderner variabler Containersysteme zur Sterilisiergut-Ver- und Entsorgung besteht die Möglichkeit zum feuchtdesinfizierten Rücktransport. Es sollte sich erübrigen, auf die notwendige, regelmäßige Funktionskontrolle der Sterilisatoren hinzuweisen [13, 14], doch sind negative Erfahrungen auf diesem Gebiet leider noch häufig genug [15]. Es stehen genügend physikalische, chemische und biologische Kontrollverfahren zur Verfügung.

Für Narkosezubehör, Teile von Beatmungsapparaten und für thermolabiles Instrumentarium mit oder ohne Optik sind diverse Aufbereitungsverfahren bekannt, welche je nach Größe und finanzieller Situation des Krankenhauses mehr oder weniger häufig vorgefunden werden. Das Spektrum reicht von der sogenannten "Kaltsterilisation" in sporentötenden Flüssigkeiten bis zur aufwendigen Großapparatur mit Äthylenoxid. Ein wichtiger Bestandteil moderner Anaesthesie- bzw. OP-Abteilungen sind die Gerätepflegezentren, welche der Reinigung, Desinfektion und Wiederaufrüstung von Narkose- und anderen Inhalationsgeräten sowie von optischem Instrumentarium dienen. Auch sie beanspruchen allerdings genügend Raum mit einer unreinen und einer reinen Seite.

Abschließend sei zur umstrittenen Frage der Notwendigkeit einer Trennung zwischen septischen und aseptischen Operationsbereichen folgendes gesagt: Es trifft zweifellos zu, daß die Begriffe "septisch" und "aseptisch" sehr alt sind und einer Ära entstammen, in der die mikrobiologischen Gegebenheiten von Infektionswegen sowie die heute vorliegenden Erkenntnisse der Hygiene und des Hospitalismus noch nicht vorhanden waren. Es ist daher berechtigt und nur zu verständlich, die Frage nach der heutigen Gültigkeit dieser Begriffe und vor allem danach zu stellen, inwieweit es heute noch angemessen erscheint, zwischen septischen und aseptischen Operationen zu unterscheiden und sich den Luxus hierdurch getrennter OP;Einheiten mit allen Konsequenzen, vor allem auch auf personellem Gebiet, zu leisten. Hygieniker haben diese Fragestellung in Bewegung gebracht und diese alten Vorstellungen gleichsam danach abgeklopft, inwieweit sie etwa hohl geworden sind und vielleicht über Bord geworfen werden können. Es ist richtig, daß in jeder der genannten Kategorien die gleichen Vorsichtsmaßnahmen zur Verhütung einer zusätzlichen Infektion durchgeführt werden müssen. Es trifft auch zu, daß Untersuchungen in der Literatur bekannt geworden sind, nach denen kaum Unterschiede in der Keimbelastung bei septischen und aseptischen

Operationen erkennbar waren [16]. Dennoch sind die alten Begriffe septisch und aseptisch für die heutige Medizin nicht inhaltslos. Eine septische Operation bedeutet immer noch, daß mit einer massenhaften Freisetzung nicht selten hochpathogener Keime gerechnet werden muß sowie mit dem Anfall entsprechend kontaminierten zu entsorgenden Materials (Wäsche, Instrumente, Geräte). Es liegt deshalb nahe anzunehmen, daß die Wahrscheinlichkeit einer Weiterverbreitung von Keimen durch Schmierinfektionen oder selbst durch Staubkeime – evtl. über Wäscheflusen – größer sein wird, als bei einem aseptischen Eingriff, bei dem z.B. nicht Abszesse oder eine Osteomyelitis eröffnet werden. Es dürfte schwerfallen – und scheint mir durch die geringe Zahl der angeführten Untersuchungen auf diesem Gebiet nicht genügend belegt –, eine derartige Wahrscheinlichkeit auszuschließen. Wenn es auch selbstverständlich ist, daß in dem einen wie im anderen operativen Bereich grundsätzlich die gleichen Vorsichts- und Desinfektionsmaßnahmen zur Verhütung zusätzlicher Infektionen und der Keimausbreitung angewendet werden, so wird doch z.B. nach einer septischen Operation die Desinfektionsdauer viel länger zu veranschlagen sein, als zwischen zwei als aseptisch eingestuften Eingriffen. Schon aus diesen praktischen Erwägungen kann daher ein und derselbe Operationsraum kaum beiden Eingriffsarten dienen.
Hygienedenken ist prophylaktisches Denken. Für den Hygieniker gilt als Grundsatz die doppelte Sicherheit. Bei allem Respekt vor der Notwendigkeit einer Kostendämpfung sollten wir uns nicht dazu verleiten lassen, einen niedrigeren Hygienestandard und damit ein erhöhtes Infektionsrisiko zu akzeptieren, als dies unseren heute tatsächlich gegebenen Möglichkeiten entspricht.

*Zusammenfassung*

In wenigen Jahrzehnten und insbesondere in den letzten Jahren haben die chirurgischen Fächer hinsichtlich ihrer technischen Möglichkeiten und deren wissenschaftlicher Fundierung eine erstaunliche Entwicklung durchgemacht. Schmerzliche Erfahrungen und Rückschläge in der früheren Zeit haben jedoch gelehrt, daß bleibende Fortschritte in der operativen Chirurgie ohne einen gleichzeitig hohen Hygienestandard nicht erzielt werden können. Wir sind heute in der Lage, dem chirurgisch tätigen Arzt moderne, erstklassig ausgerüstete Operationseinheiten sowie eine gut funktionierende Hygienetechnik zur Verfügung zu stellen. Dazu gehören auch eine strikte bauliche und funktionelle Trennung primär septischer und aseptischer Operationen sowie die Unterteilung von Sterilisationseinheiten, Gerätepflegezentren und Schleusen in reine und unreine Bereiche, ferner ein Regelkatalog von Hygienemaßnahmen, welcher allerdings der engagierten Mitarbeit und Eigeninitiative des OP-Personals bedarf.
Aus ärztlicher wie hygienischer Verantwortung muß gefordert werden, daß – auch unter dem Gesichtspunkt einer notwendigen Kostendämpfung – der bisher erreichte maximale Hygienestandard in den operativen Fächern erhalten bleibt und die hierdurch gegebenen Möglichkeiten im Interesse des Patienten mit aller Konsequenz ausgeschöpft werden.

*Literatur*

1. Schadewaldt H (1975) Aus der Geschichte der Medizinischen Desinfektion. In: Kuchei H, Rödger J (Hrsg) Die Medizinische Desinfektion. Umwelt und Medizin, Frankfurt

2. Läwen A (1922) Wundinfektion, ihre Verhütung und Behandlung. Klinik und Behandlung der spezifischen Pyogenen Wundinfektion. In: Payr E, Franz C (Hrsg) Handbuch der ärztlichen Erfahrungen im Weltkriege. Barth, Leipzig, S 100-122, 167-212

3. Bundesgesundheitsamt Berlin (Hrsg) (1979/80) Anforderungen der Hygiene an Schleusen im Krankenhaus. Anlage zu Ziffer 4.2.3 der Richtlinie für die Erkennung, Verhütung und Bekämpfung von Krankenhausinfektionen. Fischer, Stuttgart

4. Kanz E (1979) Die Non-Infektion als hygienisches Grundkonzept in der Chirurgie. Hyg Med 4:40-45

5. Sattel W, Peiper H-J (1972) Turbulenzarme Verdrängungsströmung (Laminar Airflow) im Operationssaal für Eingriffe mit höchsten Ansprüchen an die Sterilität. Chirurg 43:294-295

6. Sattel W, Peiper H-J (1977) Reinraumtechnik. Anwendung in der Medizin. Springer, Berlin Heidelberg New York

7. Botzenhardt K, Rüden H (1973) Zur Beurteilung von Klimaanlagen im Krankenhaus. Öff Gesundheitsdienst 35:141-150

8. Gundermann K-O (1974) Lüftungstechnische Anlagen im Krankenhaus. Zentralbl Bakteriol [Orig A] 227:542-547

9. Rüden H (1976) Anforderungen an Krankenhausklimaanlagen aus der Sicht des Hygienikers. Krankenhaus 68:340-346

10. Ende M et al. (1979) Neue Entwicklungen im Operationsdienst. Fachgruppe OP-Dienst im Deutschen Berufsverband für Krankenpflege (Hrsg) Leverkusener OP-Symposium (21.4.1979). Fischer, Stuttgart

11. Kanz E (1977) Transmission von Mikroorganismen im Krankenhaus. In: Seeliger HPR, Dietrich M, Raff WK (Hrsg) Bekämpfung des infektiösen Hospitalismus durch antimikrobielle Dekontamination. Braun, Karlsruhe, S 15-35

12. Bundesgesundheitsamt Berlin (Hrsg) (1979/80) Die Beseitigung von Abfällen aus Krankenhäusern, Arztpraxen und sonstigen Einrichtungen des medizinischen Bereichs. Merkblatt 1 (M 1) der Richtlinie für die Erkennung, Verhütung und Bekämpfung von Krankenhausinfektionen. Fischer, Stuttgart

13. Wallhäußer KH (1978) Sterilisation, Desinfektion, Konservierung. Thieme, Stuttgart, S 219-224, 231-232, 244-245

14. Burkhardt F (1980) Desinfektion – Sterilisation – Entwesung. In: Burkhardt F, Steuer W (Hrsg) Infektionsprophylaxe im Krankenhaus. Thieme, Stuttgart, S 94-136

15. Werner HP (1978) Results of checks of sterilisation equipment in 50 hospitals. In: Daschner F (ed) Proven and unproven methods in hospital infection control. Fischer, Stuttgart, pp 68-69

16. Daschner F (1979) Stellungnahme zu "Aseptischer" und/oder "septischer" Operationstrakt? Hyg Med 4:423-424

# Der Hospitalismus als aktive und passive Gefahr für den Patienten

H.-P. Werner

In diesem Beitrag soll die multifaktorielle Genese von Krankenhausinfektionen dargestellt
werden. Die Analyse der Ursachen und deren Verhütung mag Anlaß zum Überdenken einzelner, im Moment viel umstrittener Fragen, sowie so mancher festgefahrener "Überzeugung"
geben.
Wenn wir von "Hospitalismus" sprechen, so ist darunter streng genommen der Definition
nach ausschließlich eine epidemische Häufung von Krankenhausinfektionen, d.h. also von
Infektionen mit einheitlichem Erregertyp in zeitlichem, örtlichem und kausalem Zusammenhang mit einem Krankenhausaufenthalt zu verstehen. Derartige Epidemien sind derzeit
im Krankenhaus die Ausnahme. Berichte aus Amerika sprechen von nur 5-6% aller Krankenhausinfektionen, wobei als Epidemie das 6malige Auftreten derselben Infektion gerechnet
wird. Daß wir es heute vorwiegend mit Einzelinfektionen, verursacht durch zahlreiche verschiedene Stämme, zu tun haben, ist als Erfolg der Summe aller aseptischen Maßnahmen im
Krankenhaus zu werten. Wie bereits von anderer Stelle betont wurde [8], darf solch ein
Erfolg jedoch nicht zur Lockerung dieser Maßnahmen und damit zum erhöhten Risiko des
erneuten Auftretens von echten Epidemien verführen. Aus diesem Grunde kann sich die
Diskussion nicht um ein "ja" oder "nein" zu den aseptischen Maßnahmen handeln, sondern
es kann nur die Frage nach der Intensität, also dem tatsächlich erforderlichen Ausmaß, ge-
stellt werden.
Wesentliche Erkenntnisse über die Infektionsquellen und die Übertragung konnten aus der
Analyse von Epidemien gezogen werden. Daraus lassen sich Gegenmaßnahmen ableiten,
die zum Teil auch zur Verhütung von Einzelinfektionen geeignet sind. Die Krankenhausin-
fektionen sind aufgrund der SENIC-Studie [6], also der letzten Daten eines sehr großen
Kollektivs von Krankenhäusern in den USA der Jahre 1975-1976, aufzugliedern in 53%
Harnwegsinfektionen, 28% Wundinfektionen, 13% Pneumonien und 6% Bacteriämien
(Abb. 1). Erforderlich ist an dieser Stelle eine Anmerkung zu derartigen Darstellungen:
Solche Übersichten sind außerordentlich wichtig für die Bearbeitung bestimmter Probleme
und damit für die Beantwortung von Fragestellungen. Solche Aufstellungen sind jedoch ohne
weitere Hintergrunddaten vollkommen belanglos und sind nicht übertragbar auf die Situation in anderen Krankenhäusern, erst recht nicht in anderen Ländern. Besonders problematisch sind weiterhin Hochrechnungen auf die durch bessere Hygiene verursachten Kosten,
insbesondere wenn man sie unter Zugrundelegung des Gesundheitssystems in einem anderen
Land auf die Konditionen hierzulande überträgt. Auch muß man sich dagegen verwahren,
wenn der Laie zu der Schlußfolgerung verführt wird, daß alle diese Infektionen hätten verhütet werden können. Aus verschiedenen epidemischen Studien ist im Gegenteil abzuleiten,
daß eher Epidemien als die weit häufigeren Einzelinfektionen durch gezielte Maßnahmen
zu verhindern sind. Beispielsweise ist heute davon auszugehen, daß auch bei optimalen Be-

Hygieneanforderungen an Operationsabteilungen
Hrsg.: G Hierholzer/E. Ludolph/F.Watermann
© Springer-Verlag Berlin Heidelberg 1982

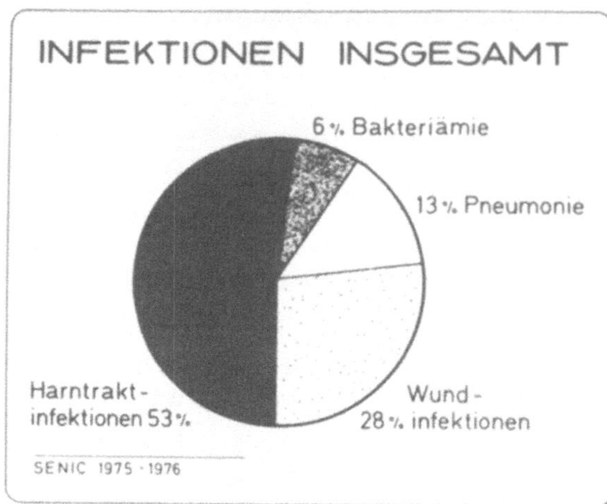



**Abb. 1.** Prozentuale Verteilung der Krankenhausinfektionen in den USA 1975-1976, [6]

mühungen nur etwas weniger als die Hälfte der nosokomialen endemischen Bacteriämien vermieden werden können [9].

Auch hier ist zu betonen, daß man nicht unterstellen darf, wir wären gegen ein Optimum an pflegerischem Aufwand zur Verhütung von Bacteriämien. Man muß jedoch zur Kenntnis nehmen, daß es trotz aller Bemühungen weiterhin derartige Infektionen geben wird.Ein weiteres wesentliches Kriterium für die Unterscheidung der Infektionen und der zu ihrer Verhütung sinnvollen Maßnahmen stellt die Einteilung in solche endogenen und exogenen Ursprungs dar. Allzu leicht wird daraus abgeleitet, daß die endogenen Infektionen nicht durch die aseptischen Maßnahmen verhindert werden können. Dem muß klar widersprochen werden. Ein Großteil der Mikroorganismen als Ursache endogener Infektionen wird wenige Tage vorher von außen eingebracht, ist also primär exogenen Ursprungs und deshalb durch aseptische Maßnahmen erfaßbar. So konnte Eickhoff (Tabelle 1) [3] zeigen, daß ein hoher Anteil der erworbenen Klebsiellen — jedoch nicht der bei der Aufnahme vorhandenen — zu einer Infektion führte. Ähnlich konnten wir nach praktisch epidemischer Besiedelung der Luftwege von Intensivpflegepatienten nachweisen, daß erst nach der Besiedelung eine Infektion auftrat [15]. Wiederholte Male wurde bewiesen,daß durch geeignete Maßnahmen der Asepsis das Ausmaß der Besiedelung gering gehalten werden kann oder eine solche sogar zu verhindern ist. Somit erscheint die Schlußfolgerung gerechtfertigt, daß Maßnahmen der Asepsis nicht nur zur Reduktion von exogenen Infektionen, sondern auch zu der von anschließend als "endogenen" definierten Infektionen — jedoch keinesfalls wiederum von allen — geeignet sind.

In dieser Problematik der Unterteilung hilft uns auch nicht die früher berechtigte Differenzierung in pathogene und apathogene Keime weiter. Die meisten Mikroorganismen — sogar die zur Schutzflora des Menschen gehörenden — wurden bereits als Ursache schwerer Infektionen, vor allem bei Patienten mit verminderter Abwehrlage, nachgewiesen. Es wird auch hier erforderlich sein, von einer "Schwarz-" oder "Weiß-" Unterteilung abzugehen und lediglich relative Unterschiede bezüglich der Pathogenität darzustellen. Hierzu gehören auch die neuesten Erkenntnisse bezüglich der Übertragung von Plasmiden [2], d.h. bestimmter Eigenschaften, z.B. einer Antibioticaresistenz, innerhalb derselben Species oder auch auf andere Species. Auf diese Weise kann in einem scheinbar ungefährlichen "Mäntelchen" ein gefährliches Agens verbreitet werden.

**Tabelle 1.** Beziehung zwischen intestinaler Besiedlung und nachfolgender Infektion bei 162 Patienten (Denver VA Hospital). Modell nach Eickhoff (1980)

| Vorher intestinal Klebsiellen | | Nachfolgend Klebsielleninfektion | |
|---|---|---|---|
| Status | Nr. | Nr. | % |
| *Vorhanden* | 61 | 17 | 28 |
| Bei der Aufnahme | 30 | 3 | 10 |
| Erworben | 31 | 41 | 45 |
| *Fehlend* | 101 | | |
| Gesamt | 162 | 17 | 10 |

Stellt man nun die Frage nach den Ursachen von Krankenhausinfektionen bzw. den Maßnahmen oder besser ausgedrückt den Bemühungen zu deren Verhütung, so können diese in 3 Blöcke unterschiedlicher Wertigkeit eingeteilt werden (Abb. 2).

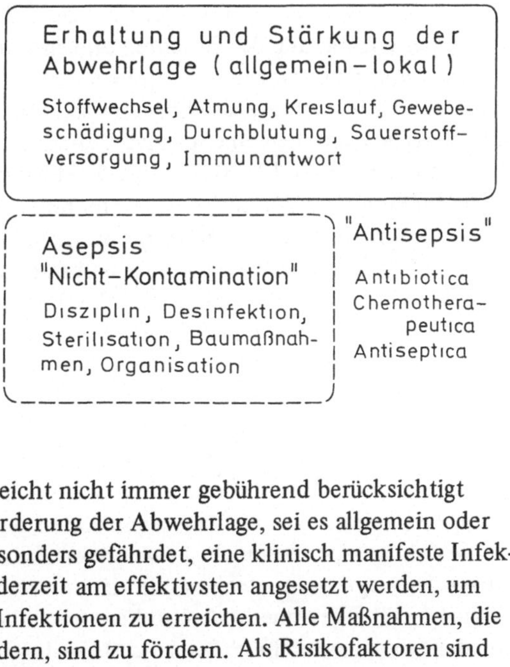

**Abb. 2.** Einteilung der Krankenhausinfektionen nach ihrer Wertigkeit

Am längsten bekannt, praktiziert, aber vielleicht nicht immer gebührend berücksichtigt sind alle Maßnahmen zur Erhaltung und Förderung der Abwehrlage, sei es allgemein oder lokal. Patienten mit Risikofaktoren sind besonders gefährdet, eine klinisch manifeste Infektion zu erleiden. Hier kann wahrscheinlich derzeit am effektivsten angesetzt werden, um eine weitere Reduktion von nosokomialen Infektionen zu erreichen. Alle Maßnahmen, die das Ausmaß solcher Risikofaktoren vermindern, sind zu fördern. Als Risikofaktoren sind zu erwähnen ein Diabetes mellitus, schwere Fettsucht, schwere Unterernährung, Steroidtherapie, der Zusammenhang von starkem Zigarettenkonsum und postoperativen Pneumonien. Dem stehen gegenüber die vielversprechenden Resultate experimenteller Untersuchungen, in denen bei erhöhtem Sauerstoffangebot im Gewebe eine geringere Vermehrung von Staphylokokken und eine Abnahme der Nekrosen festzustellen ist. Ähnliches gilt bezüglich der zahlreichen Mechanismen unter dem Schlagwort "Immunantwort". Von besonderem Interesse ist hier der Zusammenhang der für eine Infektion erforderlichen Keimzahl mit gequetschtem Gewebe, Hämatomen und Nekrosen [1, 5]. Jedoch fördern nicht nur Gewebs-

schädigungen, sondern auch Fremdkörper im Gewebe das Angehen von Infektionen, ausgehend von Keimzahlen, die ansonsten keine Erkrankung verursachen würden [4, 12]. Der 2. Block sowohl gegen Epidemien wie auch Einzelinfektionen stellt die Asepsis oder besser ausgedrückt jede Maßnahme zur Verhütung einer Kontamination dar. Das tatsächlich erforderliche Ausmaß hängt einerseits vom Risiko des Patienten, wie in Block 1 dargestellt, und auf der anderen Seite vom epidemiologischen Druck ab. Auch in diesem Bereich können relativ banale Fehler den Gesamtaufwand schlagartig in Frage stellen. Solange in Risikobereichen auf die dargestellte Weise (Abb. 3) das Personal und damit indirekt auch der Patient kontaminiert werden, haben wir von dem Begründer der Asepsis wenig gelernt. Auch in Semmelweis' Überlegungen stand im Vordergrund die Nichtkontamination und erst als zweite Barriere die Händedesinfektion. Anhand der heute bekannten Übertragungswege bei Durchbrechung des Prinzips der Asepsis sei folgende Ableitung gestattet: Der wichtigste Faktor ist die Disziplin des Personals. Voraussetzung dafür ist ausreichendes Pflegepersonal mit guter Fortbildung und damit Einsicht in die Problematik. Der Nutzen geeigneter Funktionsabläufe, von Arbeitshilfen und auch von baulichen Maßnahmen ist danach zu bewerten, ob damit mit ausreichender Sicherheit die Kontamination des Pflegepersonals verhütet und die Arbeit am Patienten erleichtert wird. Aus diesem Grund sind alle Baumaßnahmen mit "Aufforderungscharakter" zu unterstützen und nicht als Schikane zu werten. Alle Maßnahmen der Organisation, Desinfektion sowie die baulichen Gegebenheiten sollen folglich eine gezielte Isolierung des Patienten erleichtern. Durch solche Maßnahmen sind wesentliche Verbesserungen zu erreichen. So konnten wir eine drastische Reduktion kontaminierter Drainagen in 3 Untersuchungsabschnitten nach Einführung geeigneter Pflegemöglichkeiten und auf einzelnen Stationen eine massive Verminderung der Infektionen bei harnkatheterisierten Patienten nachweisen [7, 10, 11]. Als 3. Block sind die Maßnahmen der "Antisepsis" im weitesten Sinne zur Verhütung von Infektionen, also nicht zur Therapie, zu erwähnen mit allen Folgeproblemen des Einsatzes von Antibiotica oder Chemotherapeutica für diesen Zweck. Bezüglich der Antiseptica sei hier nur kurz erwähnt, daß sie als letzte Barriere bestenfalls zusätzlich, jedoch keinesfalls bei Vernachlässigung der Asepsis sinnvoll sein können. Jedoch sind auch hier vielfach keine einheitlichen Resultate zu erzielen..
Wie steht es nun mit den Maßnahmen mit bewiesener Effektivität, bei deren Nichteinhaltung es nachweislich zum Anstieg der Infektionsraten kommt, bzw. mit einschlägigen Fehlern, die Ursache von Epidemien darstellen (Abb. 4)? Auch derartige Aussagen dürfen ausschließlich von Fachleuten interpretiert werden. Es liegt nahe, die Maßnahmen der 1. Gruppe begründet als eine "Muß-Forderung" zu deklarieren. Zum Unterschied von diesen ist eine 2. Gruppe und eine 3. Gruppe von Maßnahmen gegenüberzustellen, deren Effektivität hinlänglich bewiesen oder noch nicht bewiesen erscheint.
So wurde beispielsweise festgestellt, daß in der 2. Gruppe, also bei "hinlänglich bewiesenen Maßnahmen", Isoliermethoden und die Fortbildung erwähnt sind. Einerseits wird niemand ernsthaft daran zweifeln, daß solche Maßnahmen indirekt zu einer Verhütung einer Keimausbreitung führen, andererseits muß dies nicht zwangsläufig bedeuten, daß ein statistisch gesicherter Beweis gelingt. Dies gilt umsomehr für die 3. Gruppe, also für Maßnahmen, deren Effektivität bis heute nicht bewiesen ist. Allen, die weiterhin eine falsche Interpretation dieser Aussagen anstreben, sei klar und deutlich gesagt, "nicht bewiesen" ist nicht zwangsläufig identisch mit "nicht vorhanden". Auch distanziere ich mich von Interpretationen, die auf der Basis solch einer falschen Auslegung prinzipiell alle Maßnahmen der 3. Gruppe verwerfen. Dies darf andererseits auch nicht bedeuten, daß in jedem Fall und unter allen Gegebenheiten diese Maßnahmen zu befürworten sind. Ich habe im Jahre 1977 Gleiches formuliert:

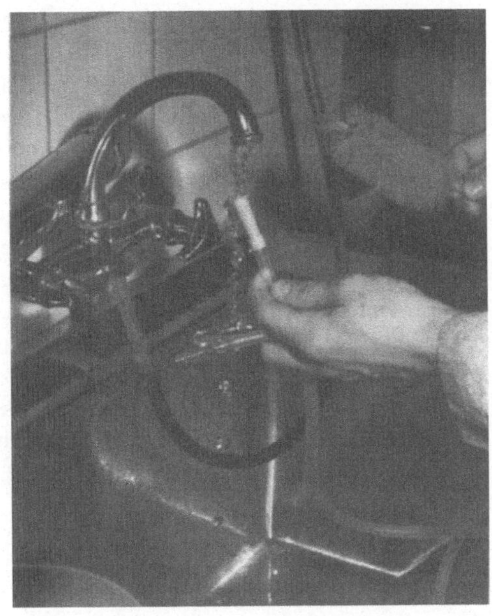

**Abb. 3.** Beispiel für die Kontamination des Personals bei der Reinigung von Instrumenten

( Effektivität )

| Bewiesen | Hinlänglich bewiesen | Nicht bewiesen (=unbekannt) |
|---|---|---|
| Hygienische Händedesinfektion ( bzw."Nicht-Kontamination") | | |
| Sterilisation | Isoliermethoden | Desinfektion v. Böden, Wänden, Ausguß usw. |
| Aufbereitung von medizinischen Geräten | Fortbildung | UV-Bestrahlung |
| Geschlossene Harndrainage | | Raumdesinfektion |
| Wunddrainage | | Laminar-air-flow |
| Infusionstechnik | | usw. |
| Absaugtechnik | | |

**Abb. 4.** Einteilung der Maßnahmen zur Verhütung von Krankenhausinfektionen nach deren bewiesener Effektivität

"Nicht selten werden bestimmte Infektionswege zitiert und aufwendige Maßnahmen zu deren Unterbrechung gefordert. Sie sind aber solange von untergeordneter Bedeutung, bis alle anderen Möglichkeiten einer Infektion, welche in der 1. Gruppe eingereiht sind, mit Sicherheit ausgeschaltet wurden. In diesem Sinne sind als nachgeordnet anzusehen die Keimverbreitung über Kleidung, Flächen und Einrichtungsgegenstände sowie Betten und infolge schlechter baulicher Gegebenheiten. In einer 3. Gruppe sind alle Keimausbreitungswege anzuführen, welche möglicherweise und nur unter besonderen Umständen als Ursache einer Infektion in Frage kommen können."
Nach einigen Präzisierungen heißt es weiterhin: "Dies schließt jedoch nicht aus, daß solche Maßnahmen unter besonderen Bedingungen im einzelnen Krankenhaus zu empfehlen sind.

24

Voraussetzung ist jedoch, daß die in der 1. und 2. Gruppe zusammengefaßten Ursachen lückenlos beseitigt wurden" [13].

Im täglichen Routinebetrieb des Krankenhaushygienikers wird man leider einerseits mit zahlreichen Infektionen konfrontiert, deren Verhütung bei Beachtung trivialer Zusammenhänge leicht möglich gewesen wäre, in anderen Fällen stellen aber Infektionen ein weiteres Risiko bei der Behandlung bestimmter Patienten dar, ein Risiko, das vor allem bei bestimmten medizinischen Eingriffen bei der Indikationsstellung bewußt einzukalkulieren ist. In letzteren Fällen muß man sich deutlich gegen die Ableitung eines monokausalen Zusammenhanges oder sogar die Unterstellung eines Fehlers stellen. Fortschritte sind nur infolge interdisziplinärer Zusammenarbeit und durch exakte umfangreiche Studien zu erwarten. Eine Übertragung von Datenmaterial aus anderen Ländern und damit unter anderen Gegebenheiten erhoben, ist nur sehr begrenzt zulässig. Nur auf der Basis einer emotionsfreien und in der Aussage sehr differenzierten, wissenschaftlichen Diskussion sind die Pfeiler zu definieren, welche zwar allein nicht tragfähig, aber in ihrer Gesamtheit infolge einer Potenzierung sich in der Praxis als wesentliche Fortschritte erweisen.


*Zusammenfassung*

Daß es sich heute vorwiegend um Einzelinfektionen und nicht um epidemische Häufungen ("Hospitalismus") handelt, ist als ein Erfolg der Summe aller aseptischen Maßnahmen im Krankenhaus zu werten. Die krankenhaushygienischen Maßnahmen zur Verhütung von Infektionen sind bezüglich ihrer Intensität, also des tatsächlich erforderlichen Ausmaßes zu definieren. Auflistungen der prozentualen Häufung bestimmter Infektionen sind ohne gleichzeitige Nennung der Risikofaktoren belanglos. Keinesfalls sind alle Krankenhausinfektionen zu verhindern. Die Maßnahmen der Asepsis sind nicht nur zur Reduktion von "exogenen", sondern auch indirekt zu der von "endogenen" Infektionen geeignet.

Die höchste Wertigkeit haben alle Maßnahmen zur Erhaltung und Förderung der Abwehrlage, sei es allgemein oder lokal. Hier ist wahrscheinlich derzeit am effektivsten anzusetzen, um eine Reduktion von nosokomialen Infektionen zu erreichen. In einer zweiten Gruppe sind alle Möglichkeiten zur Verhütung einer Kontamination einzuordnen. Im Vordergrund steht hier die "Nichtkontamination" und erst als 2. Barriere die Desinfektion. Der Nutzen von Funktionsabläufen, Arbeitshilfen und auch von baulichen Maßnahmen ist danach zu bewerten, ob auf diese Weise mit ausreichender Sicherheit die Kontamination des Pflegepersonals verhütet und die Arbeit am Patienten erleichtert und damit gesichert wird. Eine 3. Gruppe, die Maßnahmen der "Antisepsis", kann bestenfalls zusätzlich, jedoch keinesfalls bei Vernachlässigung der vorgenannten sinnvoll sein.

Abschließend werden die Maßnahmen in solche mit "bewiesener", "hinlänglich bewiesener" und "nicht bewiesener" Effektivität eingeteilt. Jedoch wird auch betont, daß "nicht bewiesen" nicht gleichzusetzen ist mit "nicht vorhanden".


*Literatur*

1. Altmeier WA, Furste WL (1949) Studies in virulence of Clostridium welchii. Surgery 25:12
2. Casewell MW, Phillips I (1980) Aspects of the epidemology of Klebsiella species and its plasmid medated resistance. Practical implications. International Conference on Nosocomial Infektions, August 5-8, Atlanta

3. Eickhoff ThC (1970) Nosocomial infections due to Klebsiella pneumoniae. Mechanisms of intra-hospital spread. Proceedings of the International Conference on Nosocomial Infections, CDC, August 3-6

4. Elek SD, Conen PE (1957) The virulence of staphylococcus pyogenes for man. Br J Exp Pathol 38:573

5. Ferguson DJ (1970) Parian and Listerian slants on infections in wounds. Perspect Biol Med 14:63

6. Haley RW (1980) Progress report on analyses of the efficacy of infection surveillance and control programs from the SENIC project. International Conference on Nosocomial Infections, August 5-8, Atlanta

7. Hamann V, Werner H-P (1980) Verminderung der Krankenhausinfektionen durch verbesserte pflegerische Maßnahmen auf Intensivbehandlungsstationen — Besiedelung des Respirationstraktes. Arbeitstagung der Deutschen Gesellschaft für Hygiene und Mikrobiologie, 25.-29. September, Mainz

8. Herausgeber-Meinung (1980) Der Hospitalismus ist die Ausnahme! Hyg Med 5:319

9. Maki DG (1980) Nosocomiale bacteremia: an overview. International Conference on Nosocomial Infections, August 5-8, Atlanta

10. Merdian K, Werner H-P (1980) Verminderung der Krankenhausinfektionen durch verbesserte pflegerische Maßnahmen auf Intensivbehandlungsstationen — Harnwegsinfekte. Arbeitstagung der Deutschen Gesellschaft für Hygiene und Mikrobiologie, 25.-26. September, Mainz

11. Mohler R, Werner H-P (1980) Verminderung der Krankenhausinfektionen durch verbesserte pflegerische Maßnahmen auf Intensivbehandlungsstationen — Wunddrainagen. Arbeitstagung der Deutschen Gesellschaft für Hygiene und Mikrobiologie, 25.-26. September, Mainz

12. Robson MC, Heggers JP (1973) Biology of surgical infection. Curr Probl Surg 20

13. Werner H-P (1977) Bewertung der Infektionsursachen und Präventivmaßnahmen. In: Just OH (Hrsg) Praxis der klinischen Hygiene in Anästhesie und Intensivmedizin. Thieme, Stuttgart (INA, Bd 9)

14. Werner H-P (1978) Die Sterilisation und der Einsatz von sterilem Material im Krankenhaus. Unfallheilkunde 81:51

15. Werner H-P (1979) Der "septische" Patient in der Intensivmedizin. In: Farthmann EH, Horatz K (Hrsg) Der septische Patient auf der Intensivstation. Bibliomed, Medizinische Verlagsges., Melsungen

# Bauliche und organisatorische Anforderungen an eine Operationsabteilung aus der Sicht des Krankenhaushygienikers

E. Kanz

Aus dem Thema "Bauliche und organisatorische Anforderungen an eine Operationsabteilung aus der Sicht des Krankenhaushygienikers" sollen zwei Begriffe hervorgehoben werden, nämlich "Anforderungen" und "krankenhaushygienische Sicht".
Der erste Begriff beinhaltet, daß baulich und organisatorisch Voraussetzungen geschaffen sein müssen, um ein hygienisches Risiko bestmöglich zu vermeiden. Diese Anforderungen sind vergleichbar einem Hygienestandard, der das Risiko einer postoperativen Infektion soweit als möglich ausschaltet. Bei dem von Juristen oft gebrauchten Unterschied zwischen "notwendig" und "wünschenswert" scheint im Fall der Operationssaalhygiene, soweit es die Anforderungen betrifft, der Begriff "notwendig" angebracht zu sein. Denn feststeht: "Das Recht auf bestmögliche Risikofreiheit bzw. Risikoarmut muß nicht nur dem Patienten, sondern auch dem Chirurgen zustehen."
Hier genau an diesem Punkt ist die Krankenhaushygiene gefordert, den entsprechenden Hygienestandard zu schaffen bzw. zur Verfügung zu stellen. Die Abb. 1 zeigt schematisch, wie heute im Gegensatz zu der Zeit vor 20 Jahren Operationssäle gegen ein Eindringen von Krankheitserregern grundsätzlich abgeschirmt werden müssen. Zur Erläuterung sei gesagt, daß oben der *Operationsbereich* in Form von 3 Operationssälen mit je einem Operationstisch und den vorgeschalteten Narkosevorbereitungsräumen sowie dem Waschraum für die präoperative Händewaschung des Chirurgenteams eingezeichnet ist..
Durch einen "reinen" Flur abgetrennt sind die *Schleusenbereiche* (die Personenschleuse, die Patientenschleuse und die Materialschleuse) zu erkennen. In der unteren Hälfte der Abbildung ist dann der *Stationsbereich* symbolisiert, wo mehrere Patientenzimmer mit je 3 Betten und den vorgeschalteten Pflegearbeitsbereichen zu sehen sind.
Ob dieser Plan nun den heutigen Vorstellungen von Krankenhausarchitekten und Hygienikern entspricht oder nicht, ist hier uninteressant, da mit diesem Schema nur verdeutlicht werden soll, daß sowohl durch bauliche wie gleichzeitig aber auch organisatorische Maßnahmen geradezu eine Abschirmungsstrategie entwickelt werden muß, um ein mögliches Infektionsrisiko im Operationssaal bestmöglich dem Nullpunkt zu nähern.
Vor 20-25 Jahren hat man sich häufig noch damit begnügt, die aseptischen Maßnahmen nur auf den Operationssaal selbst zu beschränken, wobei der Chirurg und auch die Operationsschwester durch Händewaschen und durch Anlegen steriler Kleidung und Tragen von Gummihandschuhen und Gummiüberschuhen all das getan haben, was damals für die Sicherung der Asepsis als notwendig erschien. Heute gibt es praktisch keine Operationssaalplanung mehr, in die nicht in jedem Fall die Schleusen als selbstverständliche Planungsvoraussetzung integriert wären. Daß diese Schleusen, über deren zweckmäßigste Konstruktion hier nichts gesagt sein soll, eine echte, d.h. wirksame Dekontamination von allem, was den Operationssaal betrifft, bewirken, wurde schon in sehr vielen Untersuchungen bewiesen [1-3, 6-11]. Es ist eine Tatsache, daß der Luftkeimpegel, d.h. die aus der Luft sedimentierenden pathoge-

Hygieneanforderungen an Operationsabteilungen
Hrsg.: G. Hierholzer/E. Ludolph/F. Watermann
© Springer-Verlag Berlin Heidelberg 1982

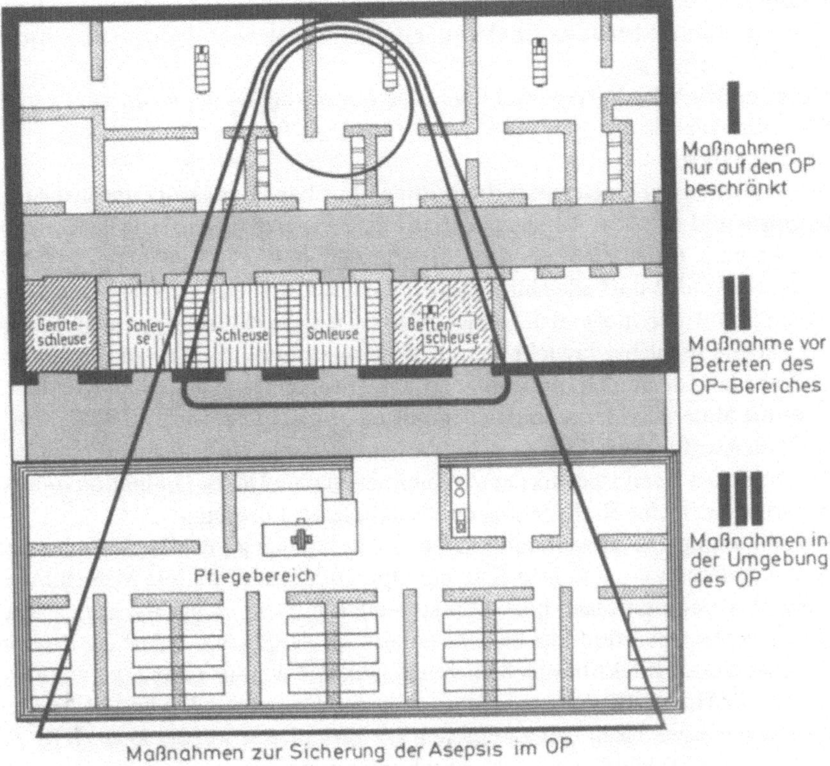



**Abb. 1.** Schema der Abschirmungsmaßnahmen für den Operationstrakt

nen Erreger in der Umkleideschleuse die höchsten Werte erreichen können, die man —
wenn man den Sortierraum für schmutzige Wäsche in der Wäscherei ausnimmt — in einer
Klinik normalerweise findet. Das ist auch nichts Ungewöhnliches, wenn man die hohe Zahl
pathogener Kontaktkeime an Händen und Kleidung des Personals und selbstverständlich
auch der Ärzte kennt, die dann beim Kleiderwechsel zu "sekundären Luftkeimen" werden.
Deshalb gibt es auch im Universitätsklinikum Hamburg keinen Operationstrakt, bei dem
nicht die Schleuse nur nach einer vorausgehenden Händedesinfektion betreten werden kann,
was dadurch erreicht wird, daß die Türöffnung automatisch mit dem Desinfektionsmittelspender gekoppelt ist.

Warum diese Schleusen sein müssen, glauben wir dadurch bewiesen zu haben, daß der Luftkeimpegel, der während vieler Operationen in neun verschiedenen Krankenhäusern unmittelbar neben dem Operationstisch in Höhe der Wunde gemessen wurde, dann immer am höchsten war, wenn funktionierende Schleusen gefehlt haben [4]. Wir wissen heute, daß nach
DIN 1946 Teil 4 belüftete bzw. klimatisierte Operationssäle in der Zuluft praktisch keim-
freie Luft einbringen, daß also "primäre Luftkeime", die mit der Klimaanlage eingebracht
werden könnten, bereits der Vergangenheit angehören, während gleichzeitig am Operationstisch 300-400 Keime/m$^3$ Luft gemessen werden, die beim Patientenwechsel auf 900 Keime/
m$^3$ Luft ansteigen. Dann können dies nur "sekundäre Luftkeime" sein, die primär als Kontaktkeime eingebracht, dort losgelöst und dann zu Staub- und Luftkeimen werden. Diese
allein sind es, die ein mögliches aerogenes Risiko im Operationssaal darstellen. In den Ope-

rationssälen ohne Schleusen lag der Keimpegel neben dem Operationstisch etwa dreimal
so hoch, nämlich bei etwa 1000 Keime/m$^3$ und stieg beim Patientenwechsel bis auf
1600 Keime/m$^3$ an.
Über den Wert der Luftkeimzahl ohne Berücksichtigung der Keimarten kann man streiten.
Sie stellt aber den einzigen Indikator dar, den wir für eine Kontrolle eines evtl. aerogenen
Risikos haben.
In der Hamburger Universitätsklinik Eppendorf haben wir trotz ungünstiger baulicher Verhältnisse und trotz der Tatsache, daß oft an 2 Tischen gleichzeitig in einem OP operiert
werden muß, erstaunlich niedrige Luftkeimzahlen, was m.E. in erster Linie darauf zurückzuführen ist, daß dort alle chirurgischen Kollegen sich an eine konsequente Einschleusung
halten und dadurch offenbar weniger Kontaktkeime einbringen. Die hygienische Bewertung
der Patientenschleuse braucht hier nicht betont zu werden. Die zu erfüllende hygienische
Aufgabe ist jedoch nicht unbedingt an das Ausmaß des technischen Komforts gebunden.
Über die Materialschleuse sollte ebenfalls nicht diskutiert werden. Schon ein Absprühen
der Sauerstofflaschen, EKG-Geräte, Verbandszeugpakete und anderem mehr mittels eines
alkoholischen Sprays bewirkt erwiesenermaßen eine Dekontamination und damit ganz
sicherlich auch eine Reduzierung der "sekundären Luftkeime".
Die Abbildung 1 zeigt weiterhin, daß heute zusätzlich zu den Maßnahmen beim Betreten
des Operationssaales und innerhalb des Operationssaales weitere Maßnahmen in der Umgebung des Operationssaales hinzukommen müssen. Denn es gilt der Satz: " Die Infektionsverhütung im Operationssaal beginnt bereits auf der Station." Auf der Station liegen die
entscheidenden Infektionsquellen, von denen, wie wir aus tausenden von Untersuchungen
wissen, die Hospitalkeime oft in Massen ausgeschieden werden und bei Hygienemängeln
erwiesenermaßen bis in den aseptischen OP verschleppt werden können [3, 6, 8-11]. Es ist
deshalb absolut richtig, von einer Abschirmungsstrategie zu sprechen, die sich nicht allein
auf Desinfektionsmaßnahmen im Operationssaal beschränken darf, z.B. die Flächendesinfektion, Instrumente-, Geräte- und Händedesinfektion, sondern die in Form mehrfacher
Barrieren den OP stufenweise abschirmt.
Eine dieser Barrieren sind die Maßnahmen in der Umgebung des Operationstraktes, die be-
sagen, daß die Abschirmung möglichst frühzeitig, nämlich bereits auf den Stationen einsetzen muß [2, 11]. Wenn durch hygienische Maßnahmen am Patienten eine unkontrollierte
Verbreitung der Infektionserreger weitgehend eingedämmt wird, ist auf jeden Fall die Gefahr von deren Weiterverschleppung in den Operationstrakt entsprechend geringer. Auch
das gehört zu unseren Erfahrungen und Untersuchungsergebnissen.
Zu der vor kurzem in der Zeitschrift Hygiene und Medizin nicht nur völlig überflüssig, sondern auch unglücklich angezettelten Diskussion im Rahmen einer Meinungsumfrage, ob man
"aseptischen" und "septischen" Operationssaal überhaupt trennen soll, habe ich meine persönliche Meinung bereits dargelegt und stehe zu diesen Ausführungen nach wie vor. Es soll
aber noch einmal betont werden,,daß die Begriffe "septisch", "aseptisch" und auch "hochaseptisch", die es natürlich streng genommen gar nicht geben kann, eine bewährte Praxis-
sprache in der Chirurgie sind, mit der das Personal klare Vorstellungen gerade hinsichtlich
der hygienischen Abschirmung verbindet.
Die gewerblichen Berufsgenossenschaften haben in ihren "Anforderungen an Krankenhäuser
für die Zulassung zum Verletzungsartenverfahren" (Stand Oktober 1971 bzw. August 1978)
eine "räumlich von der aseptischen OP-Abteilung getrennte Möglichkeit für septische Operationen mit eigenem Eingang" gefordert [7]. Die Idee, daß diese Forderung, die aus der Erfahrung der Chirurgen selbst gewachsen ist, übertrieben ist oder zu Unrecht bestehen könnte,

ist mir nie gekommen. Um nicht mißverstanden zu werden: Ich bin ein überzeugter Verfechter der Hygienerelevanz, d.h. der sorgfältigen und gewissenhaften Prüfung, ob eine Hygienemaßnahme notwendig ist und ob deren Effektivität erwiesen, zumindest aber erkennbar ist. Denn nur unter diesen Voraussetzungen können wir diese Maßnahme verantworten. Dann müssen wir uns aber auch mit Nachdruck dafür einsetzen. So konnten schon einige bisher als Infektionsquellen geltende Keimreservoire für "Naß- und Pfützenkeime" auf Grund experimenteller Untersuchungen als hygienisch irrelevant nachgewiesen und aus dem Maßnahmekatalog gestrichen werden. Wir sind diese Prüfung der Hygienerelevanz aber der Glaubwürdigkeit hygienischer Argumentation nicht nur für heute, sondern auch für morgen schuldig. Der Begriff "septisch" bringt zum Ausdruck, daß durch den Eingriff pathogene Keime in Massen freigesetzt werden können, so daß man bei der Entsorgung von Wäsche, Geräten und Instrumenten bewußt darauf achtet, daß es sich hier um eine massive Kontamination handelt. Wie sich all dies schon im Unterbewußtsein von Ärzten und Personal im Sinne einer gesteigerten Antisepsis auswirkt, wurde in zahlreichen Publikationen hervorgehoben.
Der hygienische Vorteil der baulichen Abtrennung des septischen Operationssaales vom aseptischen Bereich liegt vor allem aber in der Vermeidung einer Keimübertragung durch Ärzte und Personal. Deswegen wird auch für septische Operationssäle anders gefärbte Kleidung gefordert wie im aseptischen Operationsbereich. Die Farbe muß Signalwirkung haben und mit größtmöglicher Sicherheit verhindern, daß auf diesem Weg Erreger aus dem septischen in den aseptischen Bereich übertragen werden.
Unter einem "hochaseptischen Operationssaal" ist das Vorhalten eines der aseptischen Operationssäle für Knochen- und Gelenkoperationen sowie andere "hochaseptische" Eingriffe gemeint, in dem keinerlei keimbesiedelte Körperhöhlen eröffnet werden [4, 5, 7]. Diese Definition stellt nach Jungbluth das Kriterium für alle sogenannten "hochaseptischen" Eingriffe dar. Wir haben dafür den kürzeren Begriff Non-Infektion eingesetzt. Das Vorhalten eines hochaseptischen Operationssaales bedarf keiner besonderen baulichen Maßnahme, sondern kann rein organisatorisch gelöst werden. Allerdings muß diese organisatorische Regelung nicht nur hinsichtlich des Raumes selbst und dessen Einrichtungsgegenständen, sondern auch ebenso und besonders hinsichtlich des Personals eingehalten werden. So muß jedes Pendeln zwischen dem hochaseptischen Operationssaal und den anderen normalaseptischen oder bedingt aseptischen Operationssälen — wie immer man diese auch nennen will — vermieden werden.
Zusammenfassend soll noch einmal betont werden, daß bauliche Maßnahmen allein noch keine Asepsis schaffen. Sie können nur dafür sorgen, daß die organisatorischen Maßnahmen zwangsläufig erfolgen, also erzwungen werden. Darin liegt auch der Wert klarer baulicher Strukturen im Operationstrakt.



*Literatur*

1. Kanz E (1966) Hospitalismusfibel, 2. Aufl., Kohlhammer, Stuttgart
2. Kanz E (1971) Aseptik in der Chirurgie: Desinfektion und Sterilisation. Urban & Schwarzenberg, München
3. Kanz E (1977) Transmission von Mikroorganismen im Krankenhaus. In: Seeliger HPR, Dietrich M, Raff WK (Hrsg) Bekämpfung des infektiösen Hospitalismus durch antimikrobielle Dekontamination. Braun, Karlsruhe, S 15-35
4. Kanz E (1979) Die Non-Infektion als hygienisches Grundkonzept in der Chirurgie. Hyg Med 4:40-45
5. Kanz E (1979) Die Non-Infektion als hygienisches Grundkonzept in der Unfallchirurgie. 5:1-4

30

6. Kanz E (1980) Desinfektion und Asepsis. In: Eckert P, Savic B (Hrsg) Septische Chirurgie, Schattauer, Stuttgart
7. Kanz E (1979) Berufsgenossenschaftliche Anforderungen zum Verletzungsartenverfahren absolut notwendig. Die Berufsgenossenschaft 100-102
8. Kanz E (1978) Hygienisch-bakteriologische Probleme des Krankenhauses. Unfallheilkunde 81:43-50
9. Dohrmann R, Kanz E (1978) Der hygienische Aussagewert bakteriologischer Umgebungsuntersuchungen in chirurgischen Kliniken. Chirurg 49:189-193
10. Kanz E (1975) Hygienisch-bakteriologische Problematik des Hospitalismus. Bericht über die Unfallmedizinische Tagung in Bayreuth des Landesverbandes Bayern der gewerblichen Berufsgenossenschaften, 20.-21. September 1975
11. Kanz E (1975) Praktische Hygienemaßnahmen auf der "septischen Station". Hospital-Hygiene Ges. W. Desinf 6:149-153

# Luftkeimzahlmessungen als Indikator der Reinheit von Operationseinrichtungen

G. Thomas

Kritische Sachkenner haben seit langem erkannt, daß die Häufigkeit postoperativer Wundinfektionen entscheidend von der Raumluftqualität abhängt. Zahlreiche Publikationen zu diesem Thema ergeben jedoch ein völlig falsches Bild, weil die Wundinfektionsstatistiken mit ungenügender Sorgfalt erstellt wurden. Die Kriterien, wann eine Wundinfektion als gegeben angesehen wird, werden ganz unterschiedlich angesetzt. Für den einen Untersucher ist eine Infektion dann bereits vorhanden, wenn eine Wundrötung und eine erhöhte Körpertemperatur für eine auch nur begrenzte Zeit auftritt, ein anderer Untersucher spricht von einer Infektion erst dann, wenn sich aus der Wunde eine unübersehbare Menge Eiter entleert hat und der Operationserfolg hinfällig geworden ist. Völlig unkalkulierbar ist die Einordnung der Wundinfektionen, die durch die frühzeitige oder gar die oft geübte prophylaktische Antibioticagabe vor aller Sichtbarkeit niedergekämpft wurden. Darüberhinaus leiden viele der Statistiken, die zum Beweis dafür herangezogen werden, daß die Infektionsquote nicht linear mit der Keimarmut der Raumluft in Zusammenhang steht, darunter, daß die Nachuntersuchungen unvollständig sind und zum Teil auch nur aus dem Dokumentationsmaterial der Krankenakte hergestellt wurden. Es werden somit keineswegs alle in einem bestimmten Zeitraum erfaßten Patienten kontrolliert, und die Erfahrung besagt, daß gerade die unzufriedenen frühzeitig einen anderen Behandler aufsuchen und so vom Operateur oder dem Nachuntersucher als negatives Ergebnis gar nicht erfaßt werden. Auch wird die Frage unterschiedlich beantwortet, bis wann eine sogenannte Air-borne-Infektion, d.h. eine durch in die Wunde gelangte Luftkeime entstandene Infektion, angenommen werden kann. Aufgrund dieser Ansatzfehler können viele der Statistiken über postoperative Wundinfektionen nicht ernst genommen werden, weil die Zahlen zumindest in den Bereichen der unklimatisierten und der konventionell klimatisierten OP-Räume gegenüber der Realität viel zu niedrige Werte ergeben.
Leider aber ist ein Teil der Hygieniker in Deutschland in diesen Dingen nicht kritisch genug, was besonders gefährliche Konsequenzen nach sich zieht, wenn sie als Berater krankenhausplanender Regierungsstellen tätig werden.
Daß reinraumtechnische Laminar-air-flow-Anlagen (LAF-Anlagen) die postoperative Infektionsrate deutlich zu senken vermögen, ist aufgrund der wenigen vorhandenen exakten Infektionsstatistiken bewiesen und jedem Operateur als Erfahrungswert bekannt, der seit einigen Jahren in einer LAF-Einrichtung operieren kann und vorher mit einem normal klimatisierten Operationsraum vorlieb nehmen mußte. Deren großzügige und umgehende Einführung für besonders infektionsgefährdete operative Fächer ist nicht nur eine humanitäre Verpflichtung gegenüber den uns anvertrauten Patienten, sondern eine gesamtwirtschaftlich überzeugende Notwendigkeit. Rehn und Klemm konnten nachweisen, daß die Gesamtkosten, die auch nur ein Patient verursacht, bei dem einer Frakturosteosynthese das Schicksal einer postoperativen Wundinfektion widerfährt (Krankenhauskosten, Krankengeld, Arbeitsausfall

Hygieneanforderungen an Operationsabteilungen
Hrsg.: G. Hierholzer/E. Ludolph/F. Watermann
© Springer-Verlag Berlin Heidelberg 1982

und Rentenzahlungen), höher sind als die Einrichtung einer vertikalen LAF-Anlage für einen Operationssaal.

Das bisher vorliegende wissenschaftliche Zahlenmaterial über vergleichende Luftkeimzahlmessungen in nicht klimatisierten, normal klimatisierten und reinraumtechnisch nach dem LAF-System ausgestatteten Operationseinrichtungen ist infolge der unterschiedlichen Untersuchungsverfahren und Bewertungsmaßstäbe nicht miteinander vergleichbar. Einzelne Arbeiten konnten so in Zusammenhang mit den erwähnten unkorrekt erstellten Infektionsstatistiken den Kritikern der LAF-Systeme und den Zweiflern an deren Notwendigkeit indirekt als — wenn auch unrichtige — Begründung für ihre Skepsis dienen.

Daher habe ich es als Leiter eines speziellen Arbeitskreises der Deutschen Gesellschaft für Orthopädie und Traumatologie zusammen mit Herrn Meierhans übernommen, die bisher umfangreichste, standardisierte Untersuchungsserie von Luftkeimzahlmessungen in Operationseinrichtungen nach den derzeit optimal möglichen Untersuchungspraktiken durchzuführen.

Diese Arbeiten, die sich über zwei Jahre erstreckten, sollten stichhaltiges Zahlenmaterial auf breitester Basis erarbeiten über die Leistungsfähigkeit von bisher praktisch erprobten raumlufttechnischen Anlagen in Operationseinrichtungen.

Bei der Entscheidung, welche Meßtechnik zur Bewertung der hygienischen Raumluftqualität herangezogen werden sollte, haben wir die verschiedenen Methoden gegeneinander abgewogen (Partikelzählung, Sedimentationsplatten, Impingementverfahren, Impaktionsverfahren, Filtrationsmethoden und als indirekte Nachweise Wundabstriche oder Proben aus der Spülflüssigkeit). Unter der Beratung der Hygieniker Botzenhart und Wanner haben wir uns für die Filtrationsmethode entschieden.

Meierhans und Weber haben durch eine Modifikation der herkömmlichen Probeentnahmetechnik einige Nachteile der Filtermethode, wie sie dem Millipor- oder dem Sartorius-System anhaften, durch die Neu- oder Umkonstruktion des Gerätes, insbesondere des Filtersystems, beseitigt. Die wichtigsten Merkmale dieser Modifikation lassen sich stichwortartig wie folgt zusammenfassen (Abb. 1):

— Die Parallelschaltung mehrerer Filter ergibt pro Zeiteinheit einen besseren Mittelwert bei einzelnen Probenahmen.
— Die kurze Expositionszeit von etwas weniger als 5 min verkleinert den Fehler durch Austrocknen.
— Sie ermöglicht den Nachweis von zeitlich eng begrenzten Extremwerten.
— Luftkeimpegel bis zu 1000 Keime/m$^3$ sind zuverlässig auszählbar (100 Keime/Filter).
— Die Konstruktion des Filterhalters erlaubt eine zeitsparende Handhabung ohne Sterilitätsfehler.
— Absaugmenge und Expositionszeit lassen sich präzise einstellen (Gesamtfehler kleiner als 5%).
— Durch eine günstige Abstimmung von Absaugmenge, Absaugzeit und aktiver Filterfläche gestaltet sich die Auswertung sehr einfach.
— Die Erkenntnisse von May bezüglich der isokinetischen Probenahme sind als Kompromisse für alle Lüftungssysteme bestmöglichst berücksichtigt.

Da die Untersuchungsserie das Ziel hatte, repräsentative Vergleichswerte der Luftkeimpegel für die untersuchten unterschiedlichen Operationseinrichtungen zu ermitteln, war es notwendig, daß nach optimal angenähert gleichen Bedingungen gearbeitet wurde. Es war daher erforderlich, daß die Aufstellung von Operationsprogrammen einer Normierung unterzogen wurde.

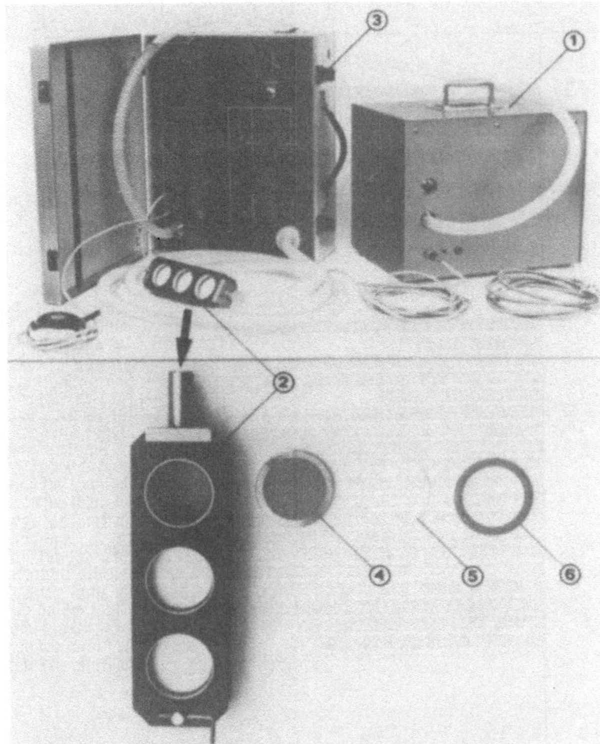

**Abb. 1.** Modifiziertes Keimsammelgerät. *1* Absaugpumpe, *2* Filterkopf, *3* Steuereinheit, *4* Fritte, *5* Gelatinemembranfilter, *6* Silikondichtung

Da die Resultate unter Umständen deutlich von der manuellen Fertigkeit und der Disziplin des Operationsteams abhängen, wurde Wert darauf gelegt, jeweils gleiche oder zumindest gleichermaßen erfahrene Operationsgruppen zu messen. Desgleichen mußten die operativen Eingriffe in Art und Aufwand vergleichbar sein (Personenzahl, Operationsdauer, Bewegungen). Grundsätzlich wurden morgens an jedem Meßtag die zur Prüfung vorgesehenen Operationsräume, ehe sie vom Personal betreten wurden, durch sogenannte Leermessungen getestet. Es wurden entweder die erste bis vierte Operation durchgemessen oder die erste und dritte Operation eines Operationstages als Meßeingriff bestimmt. Alle Programmdaten, wie die Art des Eingriffs, Zeiten, beteiligte Personen, im Operationssaal anwesende Personen, besondere Aktivitäten (Abdeckung, Umlagerungen, Röntgeneinsatz) wurden genau und detailliert protokolliert. Auch eine etwaige Unruhe durch häufiges Sprechen des Operateurs oder der Operationsgruppe, häufiges Türöffnen, Hektik der Bewegungen bei etwa eingetretenen Komplikationen oder auch normale Operationsvorgänge, wie etwa Meißeln, Sägen, brachiale Extensionen zur Reposition oder dergleichen, wurden genau verzeichnet (Abbs. 2). Bei der Beurteilung des Luftkeimpegels spielen kurzfristige Spitzenwerte während besonders kritischen Tätigkeiten eine wichtige Rolle. Aus diesem Grunde wurde in kurzen Intervallen möglichst kontinuierlich gemessen. Die geeigneteste Darstellung dafür stellt das Histogramm (Balkendiagramm) dar. Eine Säule entspricht dem Mittelwert einer Messung über 5 min. Das zur Verfügung stehende Meßgerät mit einem Dreifachfilterkopf erlaubt eine ununterbrochene Überwachung während des gesamten Operationsvorganges im Rhythmus 5-Minuten-Messung 2-Minuten-Pause. Diese Pausenzeit von 2 min erwies sich als ausreichend, um die Filter steril

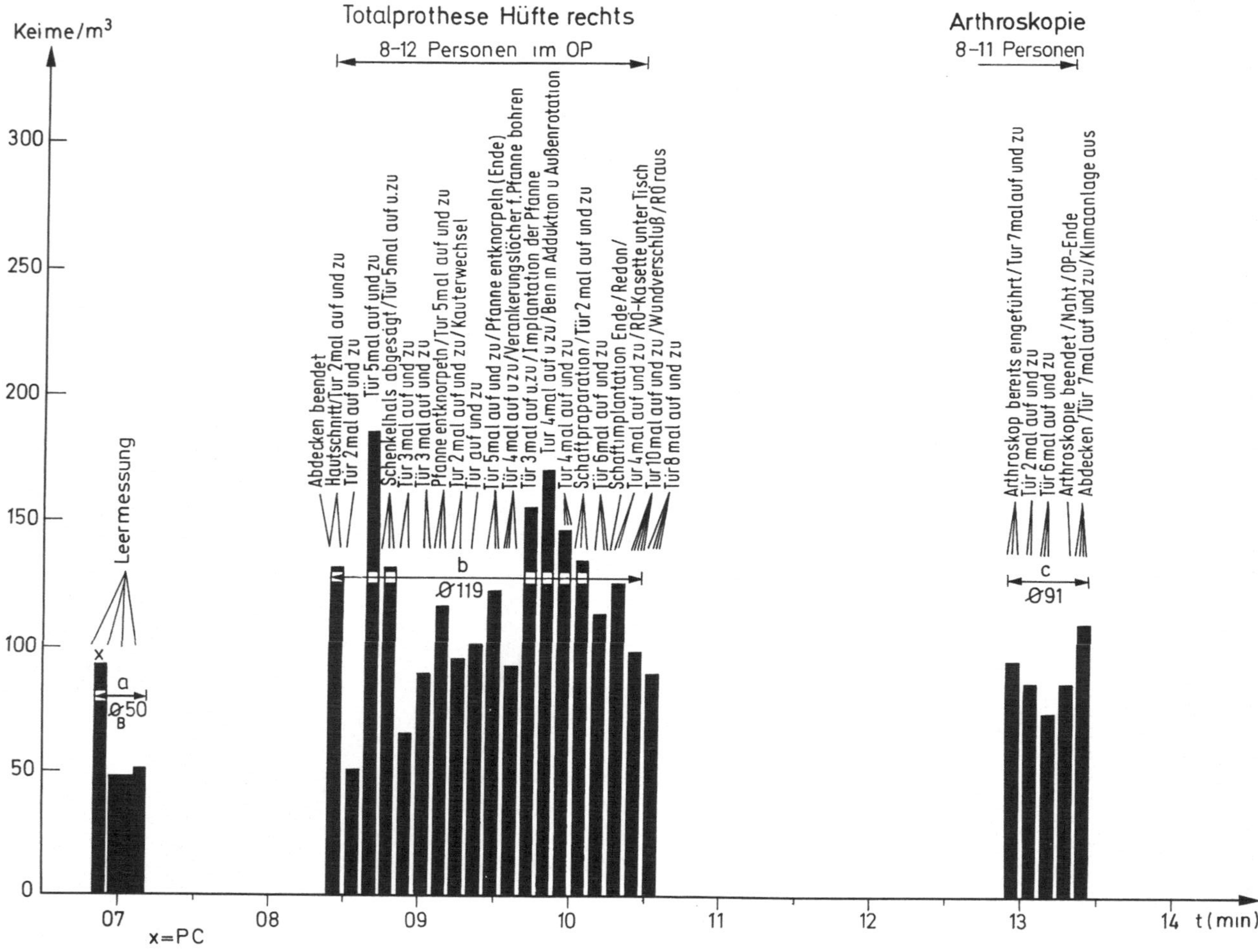



**Abb. 2.** Darstellung der Rohwerte im Histogramm. Säulenbreite = Meßzeit. Säulenabstand = Meßpause. Säulenhöhe = Keimzahl/m³ (aus einer Messung von 333 Liter pro Intervall). **a** Messung im leeren OP, **b** Messung zwischen Schnitt und Hautnaht 1. OP, **c** Messung zwischen Schnitt und Hautnaht 3. OP

zu entnehmen, auf vorbereitete Platten aufzugeben und das Gerät neu mit Filtern steril zu beschicken.

Pro Meßintervall von 5 min wurden 333,3 l Luft durch das Gerät und die drei Filter abgesaugt. Die für jeden Einzeluntersuchungsgang auf bebrüteten 3 Filtern bzw. 3 Platten ermittelte Gesamtzahl der Keimkolonien mußte daher mit 3 multipliziert werden.

Die sogenannten Leermessungen am Morgen des Meßtages vor Betreten des untersuchten Operationsraumes wurden im gleichen Rhythmus vorgenommen. Es wurden im allgemeinen Probeentnahmen durchgeführt mittels insgesamt 12 Filtern, wobei unterschiedlich zwei oder drei auf Blut-Agar, der Rest auf Platecount-Agar ausgewertet wurden. Die Leermessungen begannen etwa eine Stunde vor der ersten Operation. Die Bebrütung auf Blutagar wurde wegen der Ähnlichkeit mit dem Wundmilieu in allen Fällen bei 37°C für die Dauer von 48 h vorgenommen. Die Bebrütung der Platecount-Agar der Leermessungen erfolgte bei 22°C 5 Tage lang, um auch Pilze nachzuweisen, die evtl. der Klimaanlage entstammten. Vorbereitend wurden Petrischalen unmittelbar vor dem Meßbeginn angeliefert. Es wurden am Tage vor der Messung die sterilisierbaren Teile des Geräts sterilisiert und steril in Container verpackt. Die unsterilen Teile des Meßgerätes wurden aufgebaut und justiert. Die Sartorius-Gelantinefilter wurden unter sterilen Bedingungen am Operationstage portionsweise mitsamt dem Schutzpapier in sterile Dosen gefüllt.

Die Messung selbst erfolgte während der Operationsvorbereitung auf einem gesonderten sterilen Intrumententisch unmittelbar neben der Mitte des Operationsbereiches während der Operation nach erfolgter Abdeckung etwa 10-15 cm neben der Operationswunde mit nach deckenwärts gerichteten Filterkopföffnungen (Abb. 3). Die Beschickung des Filterkopfes wie das Auswechseln der Filter erfolgte von einem sterilen Assistenten, der je nach der für das Operationsteam geltenden Arbeitsweise mit oder ohne Atemluftabsaugung ausgestattet war. Das Meßgerät selbst wie auch die Protokollführung bediente ein unsteriler Assistent außerhalb der Kabine bzw. außerhalb des Operationssaales.

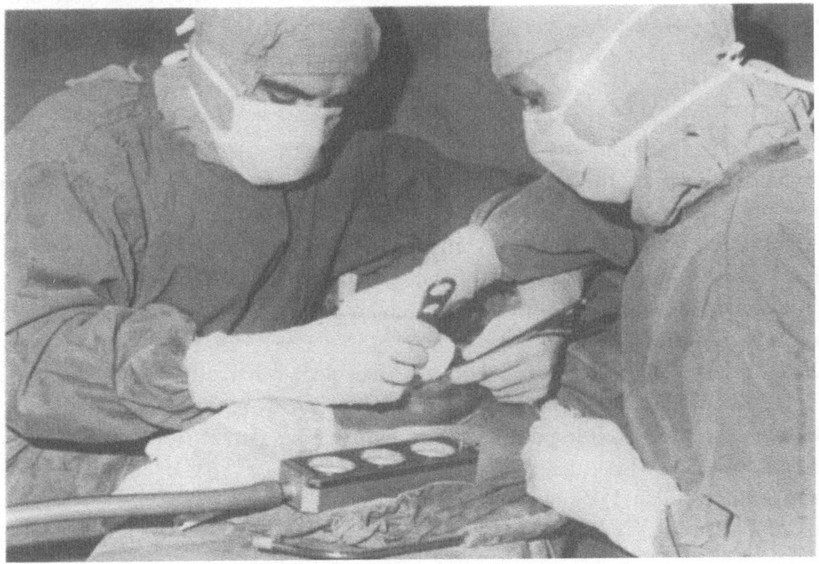

**Abb. 3.** Exponierter Meßkopf in unmittelbarer Wundnähe

Die Berechnung von Durchschnittstendenzen (wie arithmetisches Mittel, Median oder Modus) schien bei der Versuchsplanung weniger geeignet als die Darstellung der einzelnen Rohwerte, weil es sich beim Messen von Luftkeimpegeln während der Zeitdauer eines operativen Eingriffs um Ergebnisse aufgrund verschiedenster Voraussetzungen handelt. Wie sich aber bei den Auswertungen herausstellte, sind die Streuungen bei den reinraumtechnischen oder diesen adäquaten Anlagen klein. Abgesehen von wenigen Ausreißern gilt dies auch für die Gruppe der nach DIN 1946/4 konventionell klimatisierten Operationsräume. Zur Mittelwertbildung haben wir bei den Leermessungen nur die auf Blutagar gewonnenen Werte und bei den gemessenen Operationen jeweils die Rohwerte zwischen Hautschnitt und Hautnaht verwertet. Wir sind uns bewußt, daß dies in Anbetracht der schon vor dem Hautschnitt herumliegenden Instrumente und der schon früher möglichen Kontamination der sterilen Operationskleidung eine gewisse Einengung der Gesamtaussage darstellt. Andererseits wollten wir die Keimzahlen für die Möglichkeit einer Airborne-Infektion und nicht die einer Schmierinfektion ermitteln. Dafür ist der Zeitraum der offenen Wunde exakt angenommen. Es wurden 29 Operationsräume an 18 orthopädischen und traumatologischen Kliniken gemessen. Zusätzlich gab es in vier Operationsräumen Wiederholungsmessungen (Abb. 4 und 5). Die raumlufttechnischen Systeme wurden nach ihrem lufttechnischen Aufwand und ihrer Wirksamkeit in 6 Gruppen von 00 bis 05 eingeteilt. Das H hinter der Systemgruppe bedeutet, daß das Operationsteam und die sterile Meßperson während der betreffenden Operation Helme mit Atemluftabsaugung getragen haben.

Mit 00 wurden Räume bezeichnet, welche keine raumlufttechnischen (RLT–)Anlagen aufweisen. Die Meßergebnisse bei diesen Operationsräumen sind sehr unterschiedlich, was durch bauliche Bedingungen begründet ist (Raumgröße, Umgebungsräume).

Mit 01 wurden alle RLT-Systeme nach der DIN-Norm 1946/4 bezeichnet, wobei bei einigen der heute geforderte Luftwechsel nicht erreicht wird. Sämtliche überprüften Anlagen sind jedoch mit ordnungsgemäß angeordneten Hosch-Filtern ausgerüstet. In der Gruppe 0s sind Operationsräume zusammengefaßt, die grundsätzlich mit Anlagen nach dem Typ 01 ausgerüstet sind, jedoch zusätzliche Einrichtungen enthalten, wie strömungsstabilisierende Einbauten (Allander-Decke, Weiss-Decke) oder erhöhten Luftwechsel aufweisen.

Mit dem Code 03 sind die von Meierhans und Weber beschriebenen Operationsräume mit Keimstop-Membranen bezeichnet. Es sind RLT-Anlagen nach dem Typ 01 mit einem Hosch-Filterluftdurchlaß über dem Operationsfeld oder als Schrägschirm an der Stirnwand des Operationsraumes und einer raumtrennenden Wand, welche den Operationsraum in eine hygienisch bevorzugte Operationsseite und eine hygienisch weniger bevorzugte Anaesthesieseite teilt. Damit werden im Sinne der Non-infection nach Kanz die Keimemmissionen auf ein Minimum reduziert. Der konventionelle Zuluftvolumenstrom wird nur auf die Anaesthesieseite weggedrückt. Die Fortluftgitter sind dort lokalisiert.

Unter 04 sind die Anlagen mit horizontaler Verdrängungsströmung in Ganzraum- oder Tunnelform zusammengefaßt.

Die Gruppe 05 schließlich umfaßt die LAF-Anlage mit vertikaler Verdrängungsströmung, hier in allen Fällen Operationskabinen, wie sie von Weber und Meierhans beschrieben sind. Bei der Zusammenstellung der Resultate wurden bei den einzelnen Operationsraummittelwerten jeweils die Maxima und Minima angegeben (Abb. 6). Bei den Mittelwerten einer zusammenhängenden Typengruppe von Operationsräumen haben wir die Standardabweichungen markiert.

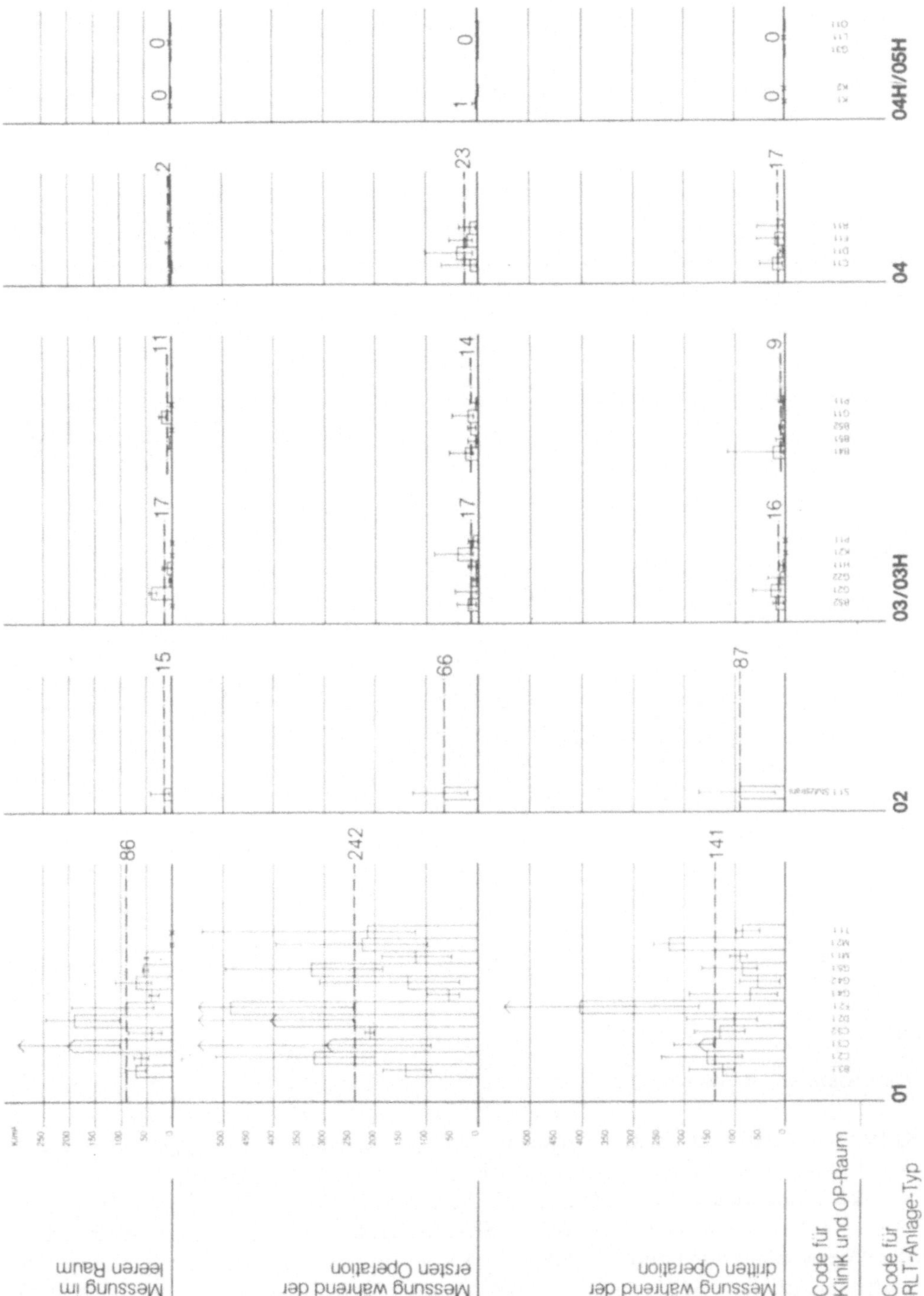

**Abb. 4.** Zusammenstellung aller Mittelwerte. In den einzelnen Säulen sind die Extremwerte eingetragen. Messung im leeren OP, Messung zwischen Schnitt und Hautnaht bei der ersten OP des Tages, Messung zwischen Schnitt und Hautnaht bei der dritten OP des Tages

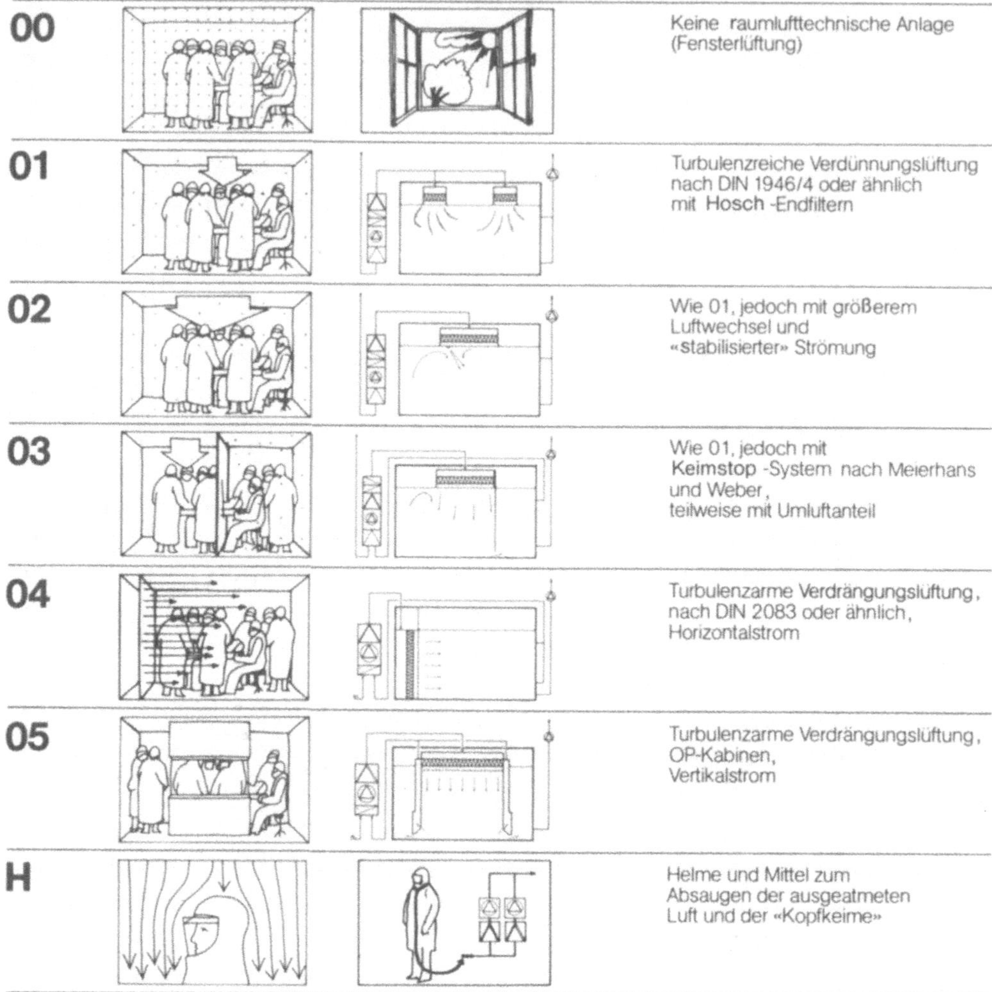


**Abb. 5.** Systematik der Typeneinteilung der verschiedenen untersuchten raumlufttechnischen Systeme

*Diskussion der Meßwerte*

Orientierungsdaten für die Raumluftqualität in Operationsräumen sind gegeben durch den Reinheitsstandard amerikanischer Richtlinien, wonach (Galson, Goddard) bei infektionsgefährdeten Eingriffen während des Betriebes höchstens 35-70 Keime/m$^3$ Luft zulässig sind. Das Schweizerische Krankenhausinstitut (SKI) fordert in seinen "Richtlinien für Bau, Betrieb und Überwachung von lüftungstechnischen Anlagen in Spitälern" bei arbeitsgerechtem Verhalten im kritischen Bereich maximal 10 Keime/m$^3$. Diese Raumklasse ist gefordert für Gelenk- und Knochenoperationen, Traumatologie, Herzoperationen und Transplantationen. Für alle anderen OP-Räume ist ein Luftkeimpegel von maximal 200 Keime/m$^3$ zugelassen. Es ist offenkundig, daß keine der konventionellen RLT-Anlagen der Gruppe 01 und 02 den

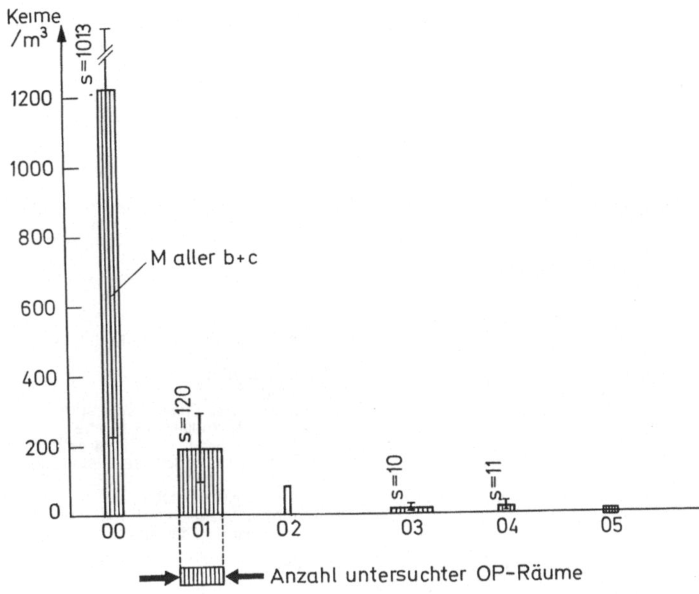



**Abb. 6.** Zusammenstellung der Mittelwerte aus Abb. 12. In den einzelnen Säulen sind Standardabweichungen eingetragen

lufthygienischen Anforderungen an Operationsräume für hoch infektgefährdete Eingriffe genügen kann (Abb. 6). Dank der durch ausführliche Protokolle ergänzten Histogramme ist es gelungen nachzuweisen, daß es bei allen RLT-Anlagen gilt, der Disziplin bei gewissen Manipulationen und der Abdecktechnik besonderes Interesse zu schenken (Abb. 7).
Bei einem mit Keimstop-System ausgerüsteten Operationssaal wird der Durchschnittswert durch die drei Meßwerte zwischen 14,09 und 14,28, während ein Probekopf reponiert und luxiert wurde und während anschließend die Prothese reponiert wurde, auf 100 Keime/m³ hochgedrückt, ein nachdrücklicher Hinweis darauf, auch in angespannten Momenten des Operationsgeschehens ruhig und ohne hektische Bewegungen zu arbeiten, da sonst Keimzahlspitzen gerade im Moment der Implantation der Prothese auftreten.
Im zweiten Beispiel (Abb. 8) bei der zweiten Operation trat wieder eine signifikante Spitze bei der Implantation des Prothesenschaftes und zu einem späteren Zeitpunkt (13.00 Uhr) durch eine zusätzliche, in den Operationsraum eintretende Person auf. Ein weiteres Beispiel, wie selbst bei LAF-Anlagen Keimspitzen auftreten können (Abb. 9), zeigt die Messung in einem Horizontalflowtunnel um 09.40 Uhr. Gleichzeitig ist jedoch ersichtlich, daß der Ausspüleffekt des Systems bei der dritten Messung danach wieder den für diesen Operationssaal erzielbaren Minimalarbeitswert erreicht hat. In einer gleichartigen raumlufttechnischen Anlage, nämlich einem Horizontaltunnel, erreicht ein diszipliniertes Team bei einem genauen Aufstellungsplan für den jeweiligen Eingriff unter Verwendung von Helmen mit Atemluftabsaugung wesentlich bessere Resultate (Abb. 4 − K1 und K2), nämlich praktisch die gleichen Mittelwerte, wie sie mit Vertikal-LAF-Anlagen erzielt werden können.
Die bisher ermittelten Untersuchungsergebnisse der Keimzahlbestimmungen in unterschiedlich ausgerüsteten Operationseinrichtungen zeigen eindeutig, daß normal nach DIN 1946/4 klimatisierte Operationsräume bezüglich der Keimfreiheit der Luft in der Wundumgebung dem geforderten Standard für hohe und besonders hohe Ansprüche mit Arbeitsmittelwerten

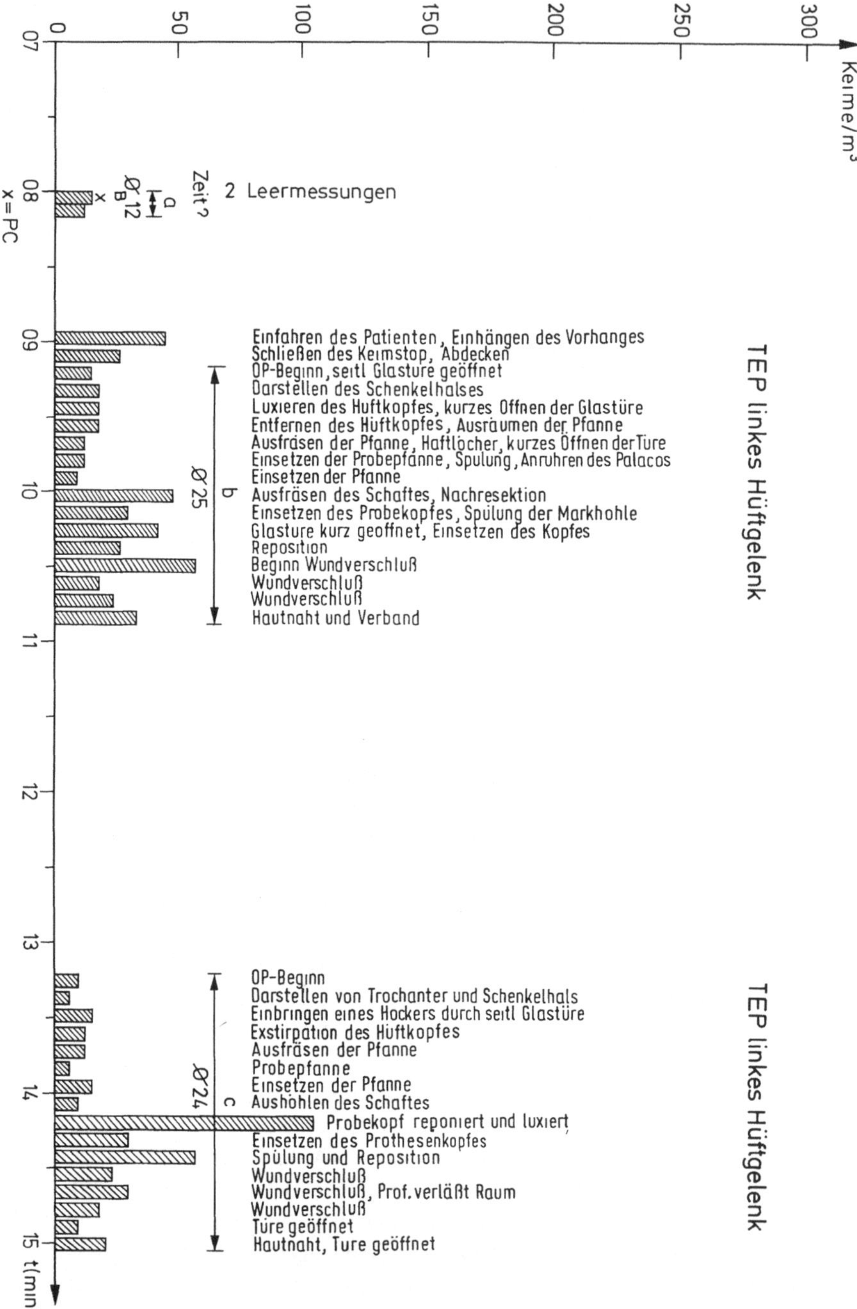



**Abb. 7.** Beispiel: Einfluß der Aktivität auf das Ergebnis der Messung um 14.10 Uhr. Pumpwirkung der Bewegungsübung

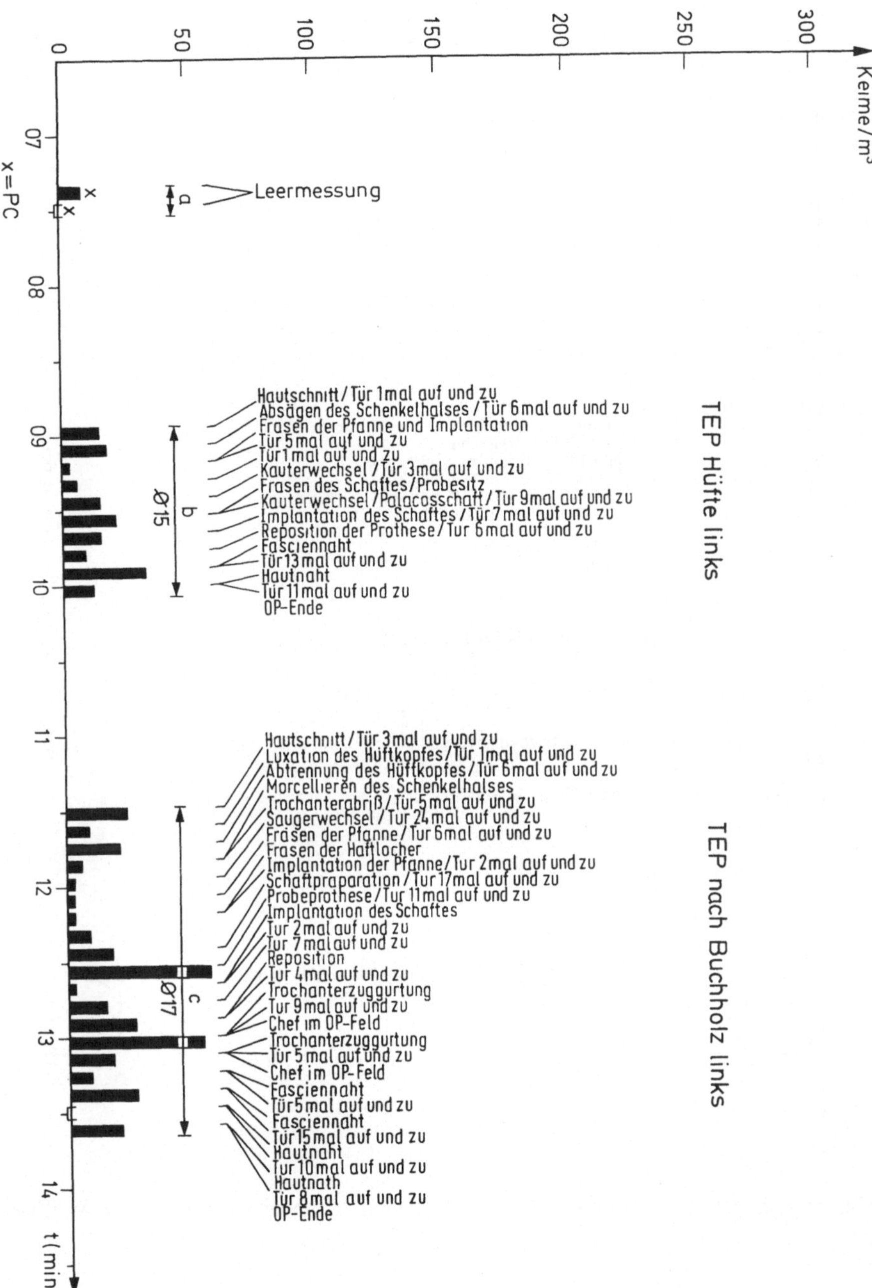


**Abb. 8.** Beispiel: Einfluß der gleichen Übung wie in Abb. 7 um 12.35 Uhr und Störung durch hinzutretende Personen um 13.00 Uhr

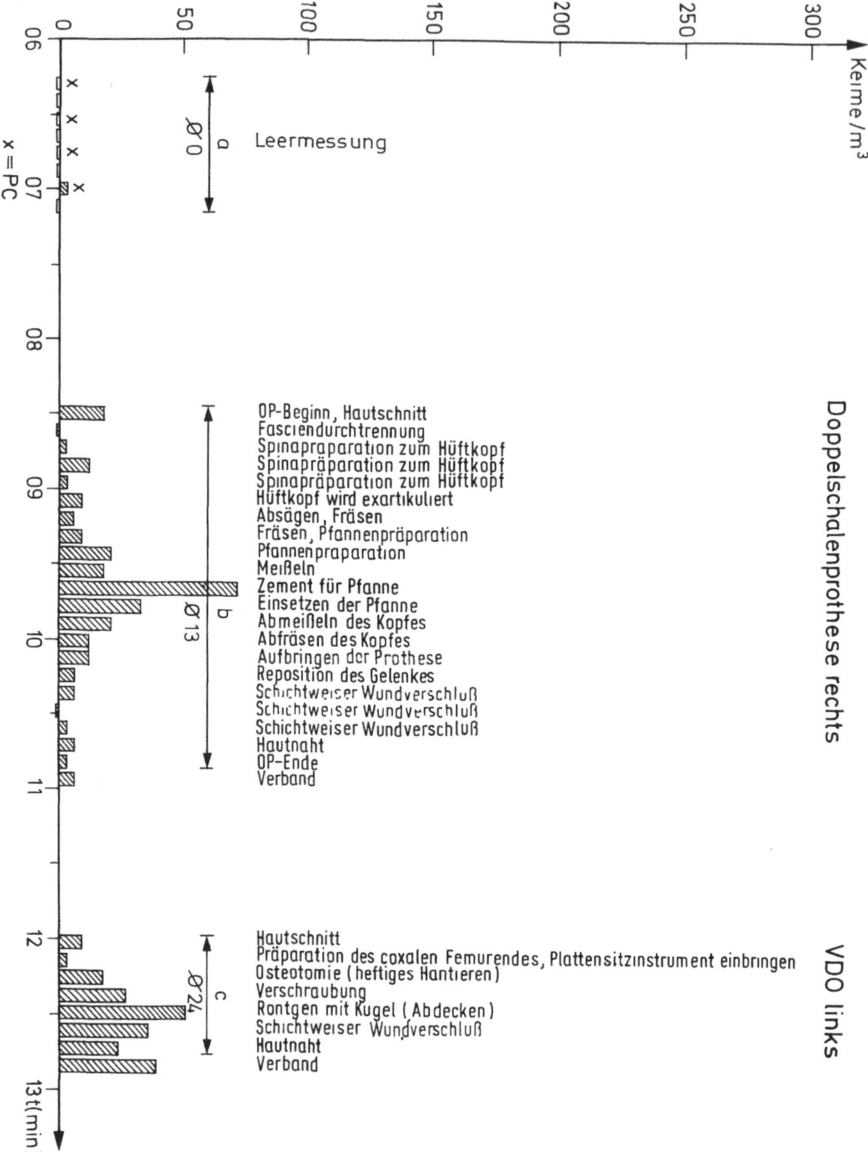



**Abb. 9.** Beispiel der wirksamen Ausspülung nach erhöhter Aktivität beim Meßwert um 9.40 Uhr

von 192 Keime/m³ keinesfalls genügen. In Übereinstimmung mit den bisher bereits bekannten Ergebnissen durchgeführter Keimzahlbestimmungen bei LAF-Systemen sind derartig als Reinraumoperationssäle zu bezeichnende Einrichtungen als optimale technische Voraussetzungen zur Kontaminationsminderung und damit deutlichen Herabsetzung des postoperativen Infektionsrisikos zu fordern. Hierbei heben sich die vertikalen Verdrängungssysteme mit 0 Keimen/m³ von den problematischen horizontalen mit Arbeitsmittelwerten von 20 Keime/m³ ohne Atemluftabsaugung deutlich ab.

Als finanziell tragbare Alternative zu derartig investitions- und unterhaltungsaufwendigen Systemen kann das Keimstop-System von Meierhans und Weber empfohlen werden. Damit sind mit Atemluftabsaugung Arbeitsmittelwerte von 14, unter Anwendung zentrierter Luftströmungen sogar von unter 5 zu erreichen.

An der Vestischen Orthopädischen Klinik in Herten wurde folgender Test gefahren. Das gleiche Operationsteam hat in der gleichen Arbeitsweise die gleichen Operationen in 6 unterschiedlichen Operationsraumsystemen bzw. raumlufttechnischen Anlagen ausgeführt. Die unterschiedlichen Meßwerte sind also nicht durch die Bedingungen unterschiedlicher Arbeitsgruppen, unterschiedlicher Arbeitstechnik und unterschiedlich zu wertender operativer Eingriffe entstanden, sondern ausschließlich durch die raumlufttechnische Bedingung des jeweiligen Operationssaals bedingt.

Gemessen wurde

a) unklimatisierter Operationsraum,

b) konventionell klimatisierter Operationsraum nach DIN 1946/4.

Die folgenden Untersuchungen wurden vorgenommen in einer Keimstopkabine, die in den Operationsraum b) eingebaut worden war (Abb. 10), wobei

c) sowohl die Kabine als auch der angrenzende Operationsraumbereich mit Zuluft von einem an der Stirnseite durchgehenden deckenständigen Schrägschirm mit 26fachem Luftwechsel belüftet wurde. Zusätzliche Atemluftabsaugung nach System Allo-Pro,

d) die für den Gesamtraum berechnete Zuluft nur in die Kabine über die Gesamtbreite des Schrägschirmes eingeblasen wurde und innerhalb der Kabine einen Luftwechsel von 57fach pro Stunde ergab. Ohne Atemluftabsaugung,

e) wie d) (57facher Luftwechsel, dezentriert), aber mit Atemluftabsaugung,

f) das Gesamtvolumen der für den Gesamtraum berechneten Zuluft nur durch die mittleren 2/3 des Schrägschirmes der Kabine eingebracht wurde (zentrierte Luftzufuhr). Mit Atemluftabsaugung.

Im einzelnen ergaben sich folgende Werte:

a) 2491 Keime/m$^3$,

b) 149,5 Keime/m$^3$,

c) 25,5 Keime/m$^3$,

d) 13,3 Keime/m$^3$,

e) 11,1 Keime/m$^3$,

f) 4,2 Keime/m$^3$.

Auch diese Meßergebnisse belegen eindeutig nicht nur die Gefährlichkeit unklimatisierter Operationsräume, sondern auch, daß konventionelle Operationsräume, ausgerüstet mit einer Klimaanlage nach DIN 1946/4, allein keine für große Operationen notwendige hygienische keimarme Luftqualität garantieren können. Ein gleichartig arbeitendes Team kann bei dem gleichen Eingriff Luftkeimzahlwerte erzielen, die deutlich unterhalb der geforderten Sicherheitsgrenze von 10 Keime/m$^3$ Luft liegen, wenn das einfach und kostengünstig zu installierende Keimstop-System von Meierhans-Weber in eben diesem Raum zusätzlich installiert und optimal mit zentrierter Luftführung aus der DIN 1946er Anlage beschickt wird.

Abschließend ist noch mitzuteilen, daß aus den weiteren raumlufttechnischen Systemen die sogenannte Weiss-Zuluftdecke mit Stützstrahl getestet wurde. Wegen außerordentlich stark voneinander abweichender Einzelergebnisse der bisher gemessenen drei derartigen Anlagen kann eine Empfehlung für dieses System gegenwärtig nicht gegeben werden.

Das System von Nouri, der sogenannte Ringauslaß, liegt uns in einem Ergebnis vor..Es kam

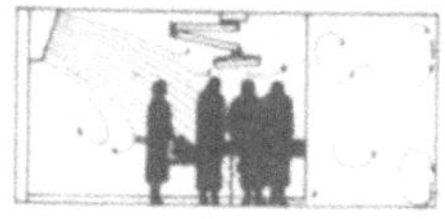

# Keimstop
## Keimtrennwand

nach Meierhans und Weber

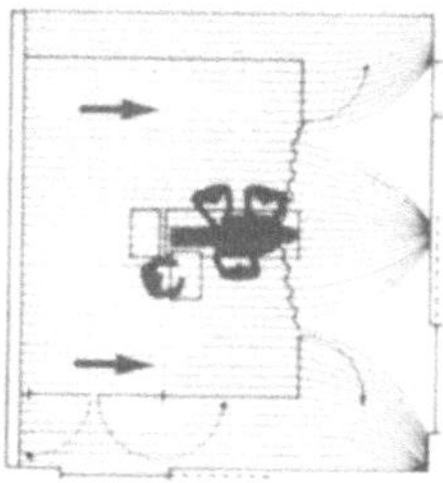

26 facher Luftwechsel/h.
Einlaß: Schrägschirm über ganze
Raumbreite.
Gesamtrauminhalt 122,86 m³
Kabinenrauminhalt 56 m³
H, Keimzahl 25,2 Keime/m³

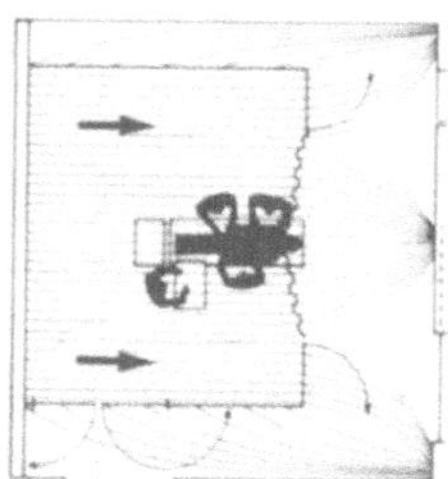

57 facher Luftwechsel/h.
Einlaß: Schrägschirm nur in
Kabine über ganze Breite.
(dezentriert)
H, Keimzahl 11,1 Keime/m³

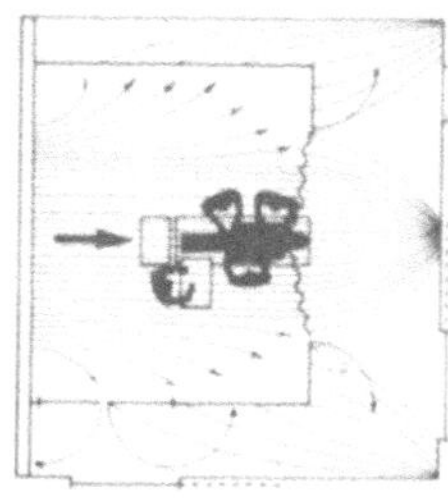

57 facher Luftwechsel/h.
Einlaß: Schrägschirm in Kabine
nur mittlere ⅔ der Breite.
(zentriert)
H, Keimzahl   4,2 Keime/m³

**Abb. 10.** Messungen am gleichen OP-Team bei gleichartigen Operationseingriffen und gleicher Technik in unterschiedlichen raumlufttechnischen Anlagen. Beim Keimstop-System ist durch zentrierte Luftführung bei sonst gleichen Bedingungen eine Verbesserung der Keimzahlwerte von 25,2 auf 4,2 Keime/m³ zu erreichen (H = Atemluftabsaugung)

dabei an die Leistung eines vertikal LAF heran. Zu bedenken ist bei diesem System jedoch, daß das Reinfeld einen nur sehr begrenzten Umfang hat und die dadurch entstehenden Turbulenzen zu Verunreinigungen der mittelbaren Wundumgebung und der sterilen Operationskleidung der Operateure führen können, so daß nicht übersehbare und nicht kontrollierbare Schmier- bzw. Kontaktinfektionen möglich sind. Grundsätzlich ist das System einleuchtend zur temporären Sanierung von Altoperationsbauten, bei denen eine größere Investition an raumlufttechnischen Anlagen gescheut wird. Ganz am Schluß möchte ich noch eindringlich darauf hinweisen, daß die Perfektion der raumlufttechnischen Ausrüstung nicht als einzige und ausreichende Infektionsprophylaxe angesehen werden kann. Höchste Personaldisziplinierung, Standardisierung und Optimierung der Operationstechnik, intraoperative Wundspülungen, ggf. präoperative aktive Immunisierung gegen Staphylokokken sind als grundsätzliche Verhütungsmaßnahmen von postoperativen Wundinfektionen auch bei einem hohen Standard der Technik unerläßlich.

*Zusammenfassung*

Die Quote der operativen bzw. unmittelbar postoperativen Wundinfektionen ist entscheidend von dem Keimgehalt der Luft in den Operationsräumen abhängig. In Erkenntnis dieser Tatsache wurden in den letzten 20 Jahren durch Fortschritte der Klimatechnik deutliche Verbesserungen der Operationsraumluftqualität erzielt. Da die bisherigen Untersuchungen zur Raumlufthygiene unterschiedlichster Operationsraumeinrichtungen sowohl in der Methodik als auch in der Bewertung zu unterschiedlich ausgelegt waren, um mit ihren Ergebnissen vergleichbar zu sein und so eine sichere Aussagekraft zu geben, wurde von den Autoren in Mitarbeit eines Arbeitskreises der Deutschen Gesellschaft für Orthopädie und Traumatologie (DGOT) die bisher umfangreichste Studie von Keimzahlmessungen in unterschiedlichen Operationssystemen durchgeführt.
Etwa 3000 Einzelkeimzahlmessungen in zumeist mehreren unterschiedlich ausgerüsteten Operationssälen von 18 orthopädischen und traumatologischen Krankenhäusern wurden nach einem standardisierten und optimierten Untersuchungsverfahren ausgeführt. Die Ergebnisse zeigen, daß die Keimzahlwerte in nicht klimatisierten Operationsräumen hygienisch einwandfreies operatives Arbeiten nicht gewährleisten. Operationseinrichtungen, die in ihrer Klimatisierung der neu gefaßten Norm DIN 1946 entsprechen, erreichen ebenfalls keine ausreichende Luftkeimarmut, um eine ausreichende Sicherheit bei endoprothetischen Eingriffen, größeren Osteosynthesen und sonstigen großen Gelenk- und Knocheneingriffen zu gewährleisten. Die gesetzten Normen der zulässigen Keimzahlen werden optimal eingehalten von LAF-Einrichtungen des vertikalen Systems. Hier sind während des operativen Betriebs Durchschnittswerte von 0 bis 1 Keim/m$^3$ Raumluft bei guter Arbeitsdisziplin erreichbar. Ebenfalls ausreichende Sicherheit bieten LAF-Einheiten mit horizontaler Strömungsrichtung und im gleichen Maße auch das wesentlich kostengünstigere und an Normalklimaanlagen anschließbare Keimstop-System von Meierhans und Weber. Hier liegen die Gesamtdurchschnittswerte aller diesbezüglich von uns durchgeführten Untersuchungen bei 11 bzw. 10 Keime/m$^3$.

*Literatur*

1. Bothenhart K, Hoppenkamps G (1975) Vergleich der Wundkontamination in konventionell und turbulenzarm belüfteten Operationsräumen. Zentralbl Bakteriol [Orig B] 167:29-37
2. Charnley JA (1964) A sterile air operating theater enclosure. Br J Surg 51:195-202
3. Charnley JA (1972) Postoperative infection after total hip replacement. Clin Orthop 87:167-187
4. Galson E, Goddard KR (1968) Hospital air conditionning and sepsis control. Ashrae J (N 4) 10:33
5. Meierhans R (1974) Raumtrennwand — Ein Beitrag zur traditionellen Klimatisierung von Operationsräumen. Reinraumtechnik III. Schriftenreihe der SRRT, Zürich
6. Russenberger HJ (1974) Keimgehalt der Raumluft in Abhängigkeit der Belegung und des Luftwechsels. Dissertation, ETH Zürich
7. Russenberger HJ, Wanner HU (1974) Keimgehalt der Raumluft in Abhängigkeit des Luftwechsels. International Symposium on Contamination Control, London, pp 55-56
8. Samini F (1975) Untersuchungen zur Frage der Häufigkeit einer Wundkontamination unter Laminar-Flow bzw. konventionellen Operationsbedingungen. Med. Dissertation, Universität Münster

9. Samini F, Matthiass HH, Bösenberg H, Koschmieder R (1974) Ein Jahr Erfahrung mit einem LF-Operationssystem. Internation Symposium on Contamination Control, London, pp 60-63
10. Schreiber A, Weidmann E (1974) Abhängigkeit der postoperativen Infekte in Operationsräumen. Internation Symposium on Contamination Control, London
11. Schreiber A, Janssen G (1973) Züricher Erfahrungen mit der Hüfttotalendoprothese. Der totale Hüftgelenkersatz. Thieme, Stuttgart
12. Stein O, Willert HG (1972) Erfahrungen mit einer ultrasterilen Operationsbox. Reinraumtechnik I. Schriftenreihe der SRRT, Zürich, S 129-131
13. Thomas G, Meierhans R (1979) Bestimmung von Luftkeimzahlen in Operationsräumen mit unterschiedlichen raumlufttechnischen Anlagen, Med. Orthop. Tech 6:216-227
14. Wanner HU (1970) Die Luftqualität in klimatisierten Räumen. Schweiz B1 Heiz Lüft 37:129-136
15. Wanner HU (1972) Bakteriologische Kontamination in konventionell belüfteten Operationssälen. In: Peiper HJ (hrsg) Bericht Unfallmedizinische Arbeitstagung, April 1972, Göttingen (Sonderdruck)
16. Weber BG, Stühmer G, Meierhans R (1971) Sterile Operationsboxen. Z Orthop 109:803-813
17. Weidmann E (1975) Luftkeimzahlbestimmungen in Operationssälen. Z Orthop 113:29-40
18. Whitcomb JG, Clapper WE (1966) Ultra clean operating room. Am J Surg 122:681-685
19. Whitcomb JG (1971) The application of laminar airflow to surgical operating room. Symposion on clean room technology in Surgery Suites Proceedings, NASA and Midwest Research Institute, Cap Kennedy, pp 131-133

# Bauliche und organisatorische Anforderungen an eine Operationsabteilung aus der Sicht des Unfallchirurgen

K.-H. Jungbluth

Das Operationsprogramm der Unfallchirurgie unterscheidet sich in mancher Hinsicht von dem anderer operativer Disziplinen. Es wird in erster Linie bestimmt durch den hohen Anteil notfallmäßiger Eingriffe, die im eigenen Krankengut annähernd 40% der Operationen ausmachen. Hierunter fallen sowohl die Soforteingriffe aus vitaler Indikation wie Organverletzungen und schwere Blutungen, als auch die operativen Frühversorgungen der Extremitätenverletzungen. Zu der zuletzt genannten Gruppe zählen u.a. offene Frakturen, schwere Weichteilschäden und Gelenkverletzungen. Ihre bestmögliche Wiederherstellung ist an eine möglichst frühzeitige Rekonstruktion der Form und Wiederaufnahme der Funktion gebunden.

Der operativen Sofort- oder Frühversorgung sind allerdings Grenzen gesetzt. Zum lokalen traumatischen Schaden treten nach wenigen Stunden Grundsubstanzentmischungen des Bindegewebes, Gewebeacidose, Mikrozirkulationsstörungen, Wundödem und Mikrothrombosen als Sekundärveränderungen hinzu. Es bildet sich allmählich eine katabole Stoffwechsellage aus, die etwa 4 h nach dem Trauma einsetzt und in der Regel erst nach 4 Tagen wieder rückläufig ist. Wegen der erhöhten Komplikations- und Infektionsgefahr sollte während dieser Phase nur ausnahmsweise operiert werden. Der optimale Zeitraum für die operative Sofortbzw. Frühversorgung von Verletzungen ist somit auf einen kurzen Zeitraum von ca. 6 bis 8 h beschränkt.

Im deutschsprachigen Raum hat sich die Tendenz zur definitiven Primärversorgung von Verletzungen inzwischen durchgesetzt. Allerdings erfordert die Sofortversorgung eine Operationsbereitschaft rund um die Uhr, unabhängig vom planmäßigen Routineprogramm einer Klinik. Die Sofortversorgung stellt u.a. auch deshalb eine Infektionsprophylaxe dar, weil die Wahrscheinlichkeit gering ist, daß der Verletzte bis zur Operation Hospitalkeime aufnimmt.

Hervorzuheben ist, daß im Programm der Unfallchirurgie die Verletzungen am Stütz- und Bewegungsapparat weit überwiegen. Während im Abdominal- und Thoraxbereich bei Eröffnung intestinaler und keimbesiedelter Hohlorgane der Infektionsweg von innen nach außen dominiert, steht in der Unfallchirurgie die Kontamination von außen durch Umwelt- und Hospitalkeime ganz im Vordergrund.

2/3 der an der unfallchirurgischen Abteilung des Universitäts-Krankenhauses Eppendorf durchgeführten Operationen sind Implantateingriffe. Stabile Osteosynthesen und alloplastischer Gelenkersatz haben zwar eine neue Dimension in der anatomischen und funktionellen Wiederherstellung des Bewegungsapparates geschaffen, gehen aber wegen der Implantation großer, vorwiegend metallischer Fremdkörper, mit einer deutlich gesteigerten Infektionsgefahr einher, wie dies Elek und Conen [2] eindrucksvoll belegen konnten.

Vor dem Hintergrund der skizzierten Charakteristika der Unfallchirurgie ergeben sich 2 grundlegende Forderungen:

1. Für die Notversorgung Unfallverletzter muß jederzeit ausreichend Operationsraum und Personal zur Verfügung stehen.

Hygieneanforderungen an Operationsabteilungen
Hrsg.: G. Hierholzer/E. Ludolph/F.Watermann
© Springer-Verlag Berlin Heidelberg 1982

2. Die Eingriffe an Gelenken und Extremitäten, besonders aber die Implantatchirurgie, erfordern hohe Ansprüche an den Hygienestandard der Operationseinheiten.

*Hygieneanforderungen*

Zu den Methoden der Infektverhütung gehören in erster Linie die Maßnahmen der klassischen Hygiene, die der Vernichtung vorhandener Keime dienen, also die Sterilisation und die Desinfektion.

Daneben steht aber unter dem Begriff "Non-Infektion" zusammengefaßt ein Maßnahmenkomplex von mindestens gleicher Bedeutung, der die Verkeimung des Operationsfeldes und des Operationstraktes von vornherein verhindern soll. Hinzu tritt eine Fülle spezifisch chirurgischer Maßnahmen, die sich entweder gegen eine Kontamination der Operationswunde richten oder dazu beitragen, daß einmal in die Wunde eingedrungene Keime nicht auch zum Ausbruch einer Infektion führen. Hierzu zählen Indikationsstellung, Verfahrenswahl, Bestimmung des Operationszeitpunktes, sorgfältige Vorbereitung des Operationsfeldes, gewebeschonendes Operieren, Vermeidung der Gewebeaustrocknung, zügiger Ablauf der Operation, postoperative Verhütung von Wundsekretansammlungen, Vermeidung von Gewebenekrosen und viele andere Dinge mehr, aber auch die Dienstanweisung, daß bei offenen Frakturen der Notverband erst unter sterilen Bedingungen im Operationssaal entfernt werden darf.

Der hohe Stellenwert, den Chirurgen und Unfallchirurgen der Non-Infektion einräumen, veranlaßte die gewerbliche Berufsgenossenschaften für die Behandlung Schwerverletzter im Rahmen des Verletzungsartenverfahrens an die Krankenhäuser die Forderung nach einem eigenen Knochen-Gelenk-Operationssaal zu stellen. Darüber hinaus verlangten sie einen räumlich abgetrennten Operationsraum für septische Eingriffe. Nach unserer Erfahrung wurde hiermit im Sinne der Non-Infektion ein Meilenstein im Hygienestandard gesetzt, der in der Lage war, die Krankenhausplanung der Bundesländer zu beeinflussen und der u.a. der Verbreitung der modernen Osteosyntheseverfahren in Deutschland zugutegekommen ist.

Unseren Vorstellungen entspricht heute eine Dreiteilung des Operationsbereiches:

Das Vorhalten eines *septischen* Operationssaales außerhalb des normalen Operationstraktes, in dem bei einem Eingriff Keime in Massen freigesetzt werden, deren Gefährlichkeit bereits offenkundig ist, hat sich in didaktischer wie organisatorischer Hinsicht vielfach bewährt. Das ärztliche wie pflegerische Personal erkennt eindeutig die Gefahr, die von den freigesetzten Keimen ausgeht. Entsorgung und Desinfektion werden mit der nötigen Gründlichkeit vorgenommen. Sie belasten mit dem dafür erforderlichen Zeitaufwand nicht den routinemäßigen Operationsbetrieb. In einem zweiten Bereich, den wir als *bedingt aseptisch* charakterisieren, werden Operationen vorgenommen, in deren Verlauf mit der Eröffnung keimbesiedelter Hohlorgane oder potentiell besiedelter Strukturen zu rechnen ist. Es sind dies im wesentlichen abdominalchirurgische und urologische Eingriffe.

Der dritte Bereich endlich ist Operationen vorbehalten, die sich ausschließlich in *aseptischen* Gewebebereichen abspielen. Er muß den Anforderungen der Gelenk-, Implantat- und Transplantationschirurgie genügen und stellt höchste Anforderungen an die Hygiene.

Die drei genannten Begriffe sollten soweit wie möglich organisatorisch und räumlich voneinander getrennt sein, so daß vor allem Cross-Infektionen durch das Personal vermieden werden. Wo zwischen dem soeben skizzierten "bedingt aseptischen" und "aseptischen" Bereich aus baulichen Gründen keine räumliche Trennung möglich ist, läßt sich durch unterschiedlich

gefärbte Operationskleidung eine personelle Abgrenzung erzwingen. Auftauchen anders-
farbener Kleidung, als sie dem Operationssaal zugewiesen ist, würde unverzüglich Anstoß
erregen.
Angepaßt an die unterschiedliche Größe und Struktur der Krankenhäuser und an die baulichen Gegebenheiten haben sich die geschilderten Strukturprinzipien in Deutschland weitgehend durchgesetzt. Sie lassen sich in kleinen Häusern mit 3 Operationssälen ebenso verwirklichen wie in großen operativen Departments. Im Universitäts-Krankenhaus Eppendorf
sind z.B. unter hygienischen Gesichtspunkten Urologie und Bauchchirurgie einerseits, Unfallchirurgie und Herz-Thorax-Gefäßchirurgie andererseits in einem eigenen Operationstrakt
untergebracht, während ein Operationsbereich für septische Operationen von allen Abteilungen gemeinsam benützt werden kann.
Wie im Beitrag Kanz bereits ausgeführt, weiß man seit 20 Jahren aufgrund von Untersuchungen und Erfahrungen, daß Maßnahmen, die sich auf die Keimvernichtung im Operationsraum beschränken, allein keinen ausreichenden Schutz gegen Infektionen mit Hospitalkei-
men gewähren. Es tritt deshalb in der modernen Krankenhausplanung ein weiteres unver-
zichtbares Grundkonzept hinzu, das der "Dekontamination" mit Vorschaltung verschiedener Schleusensysteme für Personal, Patienten und Materialien.
In der Personalschleuse soll durch Wechseln der Kleidung einschließlich der Schuhe und
Strümpfe, eine nach Möglichkeit durch technische Vorkehrungen erzwungene präliminäre
Händedesinfektion, durch Bedecken der Haare mit einer gut sitzenden Haube und durch das
Tragen schlüssiger Masken für Mund und Nase die Keimeinschleppung in den Operationstrakt
auf ein Minimum reduziert werden. Mit Hilfe der Patientenschleuse wird erreicht, daß die
Stationsbetten außerhalb des Operationsbereiches verbleiben und als Quelle der Keimein-
schleppung entfallen. Von wenigen Ausnahmen abgesehen ist das Einschleusen frischver-
letzter Patienten über die Patientenschleuse auch durchführbar und zumutbar. Für Ausnah-
mefälle muß jedoch die Möglichkeit des Einschleusens mit dem Bett offenbleiben. Durch
Geräte- und Materialschleusen endlich kann alles, was sonst im Operationssaal benötigt
wird, mühelos einer gründlichen Desinfektion unterzogen werden.
Mit Nachdruck muß den Ausführungen im Beitrag Kanz zugestimmt werden, wonach die
Infektionsverhütung nicht erst im Operationssaal beginnt, sondern gerade in der Unfallchirurgie bereits den stationären Bereich, die Notaufnahme und Poliklinik und darüber hinaus
sogar den Notarzt- und Rettungswagen einbeziehen muß. Es soll hier im einzelnen nicht auf
den Komplex hygienischer Maßnahmen hingewiesen werden, der eine Verkeimung des Patienten und dessen Umgebung verhindern soll. Wichtig ist für den Unfallchirurgen, daß er
Patienten mit septischen Prozessen jederzeit absondern und auf einer eigens eingerichteten
septischen Station unterbringen kann. In diesem Zusammenhang soll die chronische Über-
belegung der Betten in den Krankenhäusern erwähnt werden, die ein ernstes Hygienerisiko
darstellt. Die durchschnittliche Bettenbelegung sollte 85% nicht überschreiten, da anderen-
falls eine regelmäßige, ausreichend gründliche Reinigung und Desinfektion sowohl der
Zimmer als auch der Betten nicht mehr gewährleistet ist.
Mit Hilfe klinisch engagierter Hygieniker haben wir Unfallchirurgen uns in den letzten Jahren
der Probleme der Non-Kontamination angenommen und konnten das Infektionsrisiko auch
bei problematischen Eingriffen kontinuierlich senken. Um so unangenehmer waren wir
berührt über agitatorische Pressemeldungen, die suggerierten, die Hygieneverhältnisse in den
deutschen Kliniken seien dergestalt, daß Abhilfe nur durch Mobilisierung der Öffentlichkeit
geschaffen werden könne. Auf der anderen Seite ist man aber unter politischem Druck mit

dem Ziele der Kostensenkung im Gesundheitswesen heute mancherorts bemüht, Hygienemaßnahmen als überhöht herauszustellen und abzubauen.

Als Chirurgen, die wir letztlich die persönliche und juristische Verantwortung für Folgeschä-
den nach Operationen tragen, können wir der Aufhebung von Einzelmaßnahmen aus dem
Gesamtspektrum unserer Hygienevorkehrungen nur dann zustimmen, wenn deren Ineffi-
zienz offenkundig und nach Möglichkeit wissenschaftlich exakt nachgewiesen ist. Um auf
die bereits zitierte Polemik in der Zeitschrift Hygiene und Medizin zurückzukommen, so
ist uns Chirurgen sehr wohl bewußt, daß sich ein mit septischen Keimen kontaminierter
Operationssaal durch entsprechende Desinfektionsmaßnahmen soweit entkeimen läßt, daß
er aseptischen Ansprüchen genügt. Wenn wir trotzdem mit allem Nachdruck an der Ver-
wirklichung des Prinzips der Non-Infektion auch im Bereich der Operationssäle festhalten,
so nicht zuletzt aus Gründen der Sicherheit für Arzt und Patient.

Organisatorisch läßt sich eine freie Konvertierung der Operationssäle nur durch erhebliche
Vermehrung des Personals, unnütze Personal- und Materialbewegungen im Operationstrakt,
Unsicherheitsfaktoren im Hinblick auf die erforderliche und zeitaufwendige Desinfektion
und nach aller Erfahrung durch bürokratischen Leerlauf bei der Zuordnung der Operationssäle erkaufen.


*Bauliche Anforderungen*

Die baulichen Ansprüche, die seitens der Unfallchirurgie an Operationsabteilungen gestellt
werden, decken sich weitgehend mit den Anforderungen der Berufsgenossenschaften im
Rahmen des Verletzungsartenverfahrens. Darüber hinaus sind heute für alle Operationsbereiche Schleusensysteme für Personal, Patienten und Material zu fordern. Sie lassen sich
auch in aller Regel in alte Bausubstanz nachträglich einbringen.

Auf die Maßnahmen der Raumlufthygiene und Reinraumtechnik wird im Beitrag Thomas
näher eingegangen. Die technische Entwicklung scheint sich auf vereinfachte Systeme hin
zu entwickeln, so daß generelle Empfehlungen wohl auch nicht gegeben werden können.
Zwei Prinzipien scheinen wirksam zu sein. Zum einen die immer weitere Abschleusung des
engeren Operationsbereiches gegenüber dem Umfeld — nach Art der Puppe in der Puppe —,
und zum anderen die Absenkung des sekundären Luftkeimgehaltes mit Hilfe einer gerichteten Luftströmung. Der endgültige Nachweis der Hygienerelevanz steht wohl insbesondere
für technisch aufwendige und kostspielige Systeme noch aus.

Zusammengefaßt läßt sich sagen, daß aus unfallchirurgischer Sicht für die baulichen und
organisatorischen Anforderungen an Operationsabteilungen die Prinzipien der Non-Infektion
und der Non-Kontamination besonders betont werden müssen. Diese Überlegungen sind so
alt, wie das Operieren unter Bedingungen der Antisepsis und Asepsis selbst. Vinzent Czerny
[1] schrieb um die Jahrhundertwende in der Deutschen Medizinischen Wochenschrift:
"Ausgiebige Reinigung des Operationsfeldes in weiter Umgebung, allgemeine Sauberkeit
des Chirurgen und Patienten, möglichste Enthaltung des Operateurs und seiner Assistenten
von der Berührung von infektiösen Gegenständen, sorgfältige Isolierung der der Infektion
verdächtigen Kranken werden die Mittel sein, um die Erfolge der aseptischen Operationen
so hoch zu steigern, als es menschenmöglich ist."
Dieses Konzept wird wohl auch die Jahrtausendwende überdauern.

*Literatur*

1. Czerny V (1900) Fortschritte der Chirurgie in den letzten 25 Jahren. Dtsch Med Wochenschr 26:4-6
2. Elek SD, Conen PE (1957) The virulence of Staphylococcus pyogenes for man. Br J Exp Pathol 38:573
3. Kanz E (1971) Aseptische Chirurgie. Desinfektion und Sterilisation. Urban & Schwarzenberg, München Berlin Wien
4. Werner HP (1979) Herausgebermeinung und mehrere Stellungnahmen zu: Aseptischer und/oder septischer Operationstrakt. Hyg Med 4:421

# Bauliche und organisatorische Anforderungen an eine Operationsabteilung aus der Sicht des Allgemeinchirurgen

W. Sattel

Zweifellos steht die Operationsabteilung und ihre Organisation im Zentrum jeder operativen Disziplin. Die Zahl der dort akquirierten "Hospitalinfektionen" im Gefolge einer Operation, also die postoperativen Wundheilungsstörungen, ist unterschiedlich groß. Lassen sich nun postoperative Wundheilungsstörungen *allein* durch bauliche oder organisatorische Optimierungen vermeiden oder vermindern? Hier muß aus der Sicht des Klinikers ein erheblicher Zweifel angemeldet werden [9].

Schon bei der Frage nach der räumlichen Trennung von septischen und aseptischen Operationsräumen scheiden sich die Geister. Zudem werden neuerdings noch die Begriffe selbst zur Diskussion gestellt [1, 6, 10]. Es sei hierzu nur an die Debatte über die Begriffe: septisch, aseptisch, hochaseptisch, ultrasteril usw. erinnert, die kürzlich im Heft Hygiene und Medizin geführt wurde. Die Krankenhausplaner haben von der lüftungstechnischen Seite keine Bedenken, septische Chirurgie und aseptische Chirurgie zusammenzulegen, da dies lüftungstechnisch machbar ist. Nach unseren Erfahrungen scheitert dies aber an den Menschen, die in derartigen Groß-Operationssälen arbeiten [2, 7, 9].

Um diesen Punkt kurz abzuschließen: Auch bei zukünftigen Planungen sind nach unserer Meinung bauseitig Vorkehrungen zu treffen, daß septische und aseptische Chirurgie räumlich getrennt stattfindet und ein Kreuzverkehr des Personals (Ärzte, Schwestern, Reinigungskolonnen usw.) in diesen Abteilungen unterbunden wird. Damit ist für die bauliche Konzeption der Weg aufgezeigt.

Eine Operationsabteilung kommt nach Kenntnis von Daten wie der beteiligten chirurgischen Disziplinen, der Operationsfrequenz und der speziellen chirurgischen Eingriffe zu einem bestimmten Betriebs- bzw. Organisationsablauf. Dieser Ablauf betrifft den eigentlichen Operationssaal mit den direkt zugeordneten Räumen (Waschraum, Narkoseeinleitung, Narkoseausleitung, Entsorgung) sowie die Umfeldzonen und Austauschzonen mit der Außenwelt. Umfeldzonen sind Flure und Gänge zum OP, die identisch sein können mit den Patientenwegen, Nebenräumen und Funktionsräumen für Vorrat, Großgeräte, Personalaufenthalt und Labor. Die Austauschzonen sind die Schleusen, die Personalumkleiden, die Aufwachzone, die Bettenaufbereitung, die Containeranlage von und zu der Zentralversorgung und die Entsorgung [7].

Der Betriebsablauf ist also im Hinblick auf die zweckmäßige Organisation des Personals, der Patientenbestellung und des Transportes, der notwendigen Materialversorgung und im Hinblick auf die Kommunikation zur Erreichung des Planziels eines reibungslos funktionierenden Operationstraktes mit seinen bekannten Aufgabenstellungen zu untersuchen. Der Betriebsablauf und die Organisation einer Operationsabteilung ist also je nach der Größe des Krankenhauses und der Zahl der operativen Disziplinen sowie der Operationsfrequenz mehr oder weniger komplex.

Eine Operationsabteilung bildet eine betriebliche und organisatorische Einheit, die mit

Hygieneanforderungen an Operationsabteilungen
Hrsg.: G. Hierholzer/E. Ludolph/F.Watermann
© Springer-Verlag Berlin Heidelberg 1982

speziellem apparativem Aufwand und speziell geschultem Personal besetzt ist. Die Kommunikation mit den Stationen, die Kommunikation mit der Notfallaufnahme, die Vorratshaltung, die Verbindung zur Blutbank und zum pathologisch-histologischen Labor muß von dort aus möglich sein. Am besten erscheint dafür eine zentrale Leitstelle geeignet, die koordinative Funktionen wahrnimmt und die Kommunikation nach allen Seiten offen hält (Abb. 1).

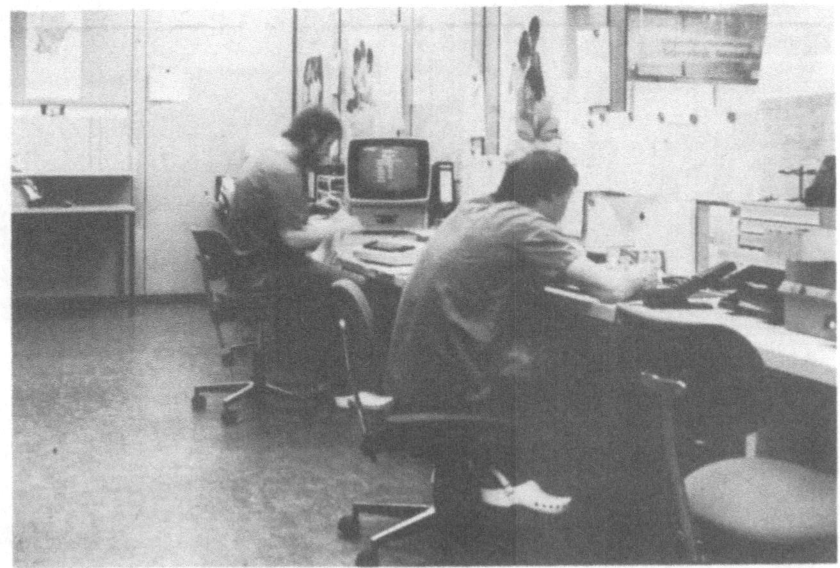

**Abb. 1.** Zentrale Leitstelle eines großen OP-Traktes

Zu diesem Zeitpunkt ist ersichtlich, wie die räumliche funktionelle Einbindung in die Konzeption des Baues erfolgen sollte, um einerseits als Einheit in sich geschlossen zu wirken, andererseits im Verbund mit der Gesamtanlage in optimaler räumlicher Verbindung zu stehen. Diese letzten Sätze gelten in Blickrichtung nur für Neu- oder Umbauten. Es wäre daher aus Betriebsablaufgründen wünschenswert, die Einbindung der Operationsabteilung an die chirurgischen Stationen und die Notfallaufnahme so zu konzipieren, daß die ideale räumliche Zuordnung ein Optimum an organisatorischem Effekt in Bezug zum Betriebsablauf erreicht. Auch hierzu bieten sich je nach der Größe des Krankenhauses verschiedene Lösungen an.

Von den organisatorischen Einzelleistungen, die zusammen einen geordneten Betriebsablauf gewährleisten, sollen einige angeführt werden. Es handelt sich um die Organisation

1. der Personen (Ärzte, Röntgenassistentinnen usw.),
2. des Hol- und Bringedienstes (z.B. Patienten, Röntgenbilder, Blutkonserven, Schnellschnittuntersuchungen usw.),
3. wichtiger Telefongespräche über Gegensprechanlagen,
4. der Kommunikation zur Bevorratung, evtl. Zentralsterilisation und
5. der Lagerungskräfte und Putzkolonne für Zwischenreinigungen, Endreinigung usw. (Abb. 2 und 3).

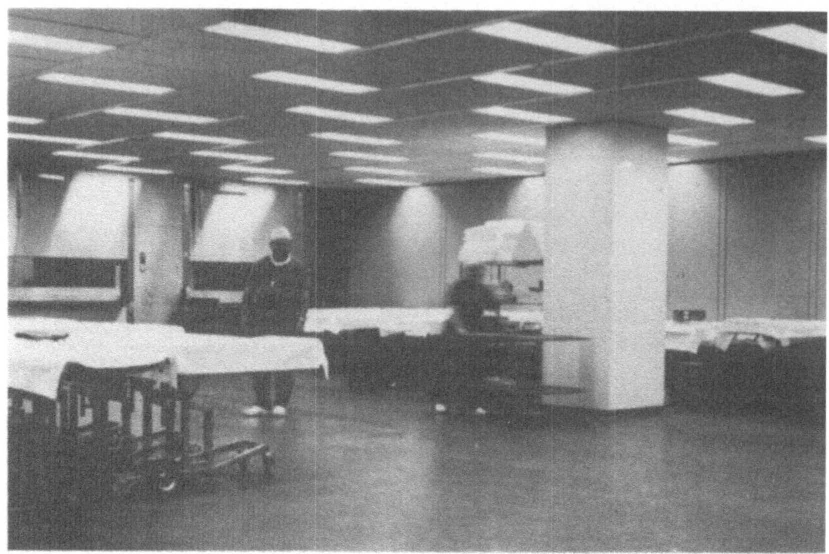

**Abb. 2.** Lagerungspersonal

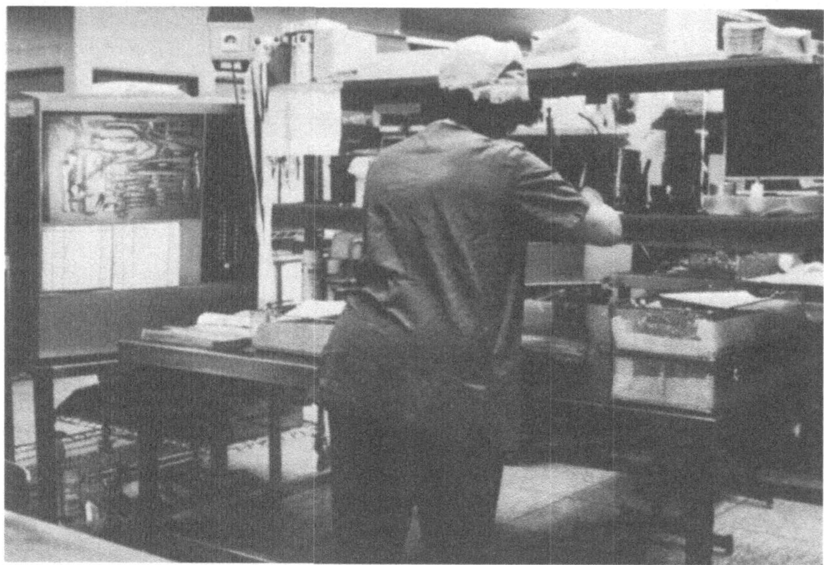

**Abb. 3.** Zentralsterilisation

Diese wenigen Punkte zeigen auf, daß eine subtile Organisation des Umfeldes vorhanden sein muß, um zwischen den Operationen die erforderlichen hygienischen Maßnahmen zu veranlassen und nach Betriebsende die Schlußdesinfektion, die Bevorratung und die Verteilung der notwendigen Güter auf die Versorgungsstützpunkte zu koordinieren.

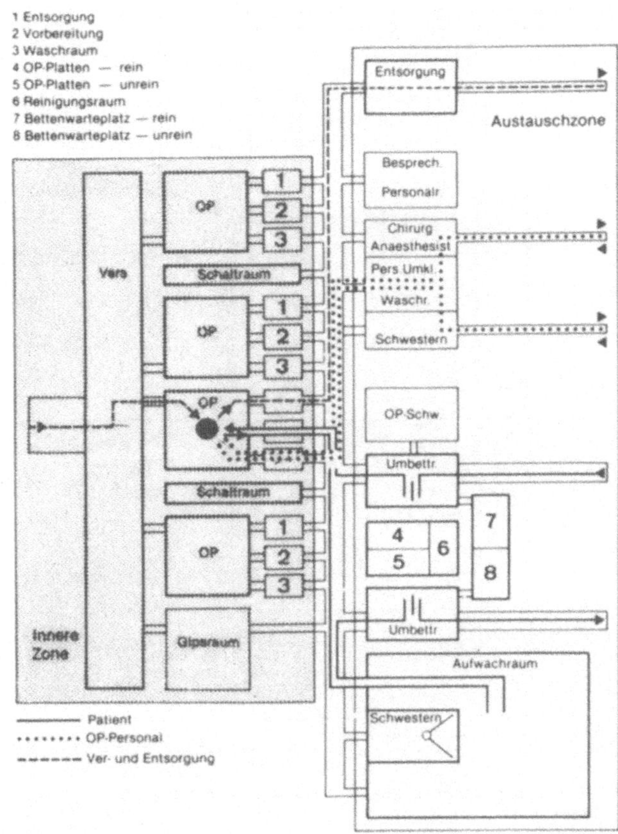


**Abb. 4.** Operationsabteilung, räumliches Konzept nach Riethmüller

Es sollen nun räumliche Konzeptionen von Operationsabteilungen vorgestellt werden, die verdeutlichen, wie sehr bauliche Konzepte organisatorische Konsequenzen nach sich ziehen. Die Abb. 4-6 zeigen Vorschläge von Riethmüller, Friesen und Nedeljkov.

Bisher wurden die Operationssäle mit ihren Vorräumen als abgeschlossene Einheit konzipiert, und zwischen den Zonen unterschiedlicher Reinheit wurden jeweils die entsprechenden Reinigungsvorgänge gelegt. Dieses Prinzip wird aber durchbrochen durch die Verschmutzung des Operationsraumes während der Operation, die permanente Keimabgabe von Patienten und Personal und die ununterbrochene Personenbewegung. So arbeiten z.B. in einem Operationstrakt mit 28 Operationssälen an einem Operationsvormittag in der ersten Operationsschicht 230 Personen, und bis zum Ende der dritten Operation hat eine Fluktuation der gleichen oder anderer Personen bis zur Anzahl von 700 Personen stattgefunden, die einem immerwährenden Standortwechsel unternehmen.

Die bauseitigen Bemühungen, wie sie aus den Konzepten entnommen werden können, sind auch aus organisatorischer Sicht beim Überschreiten einer bestimmten Größenordnung nicht mehr dirigierbar. Seien es nun die mangelnde oder erlahmende Personaldisziplin oder die mit dem Betriebsablauf an sich zusammenhängenden Probleme, Großkliniken mit entsprechenden Operationsabteilungen haben mit großen Problemen zu kämpfen. Sie bedingen auch den Zwang zur technischen Klimaversorgung, die letztendlich auch die Nebenräume und

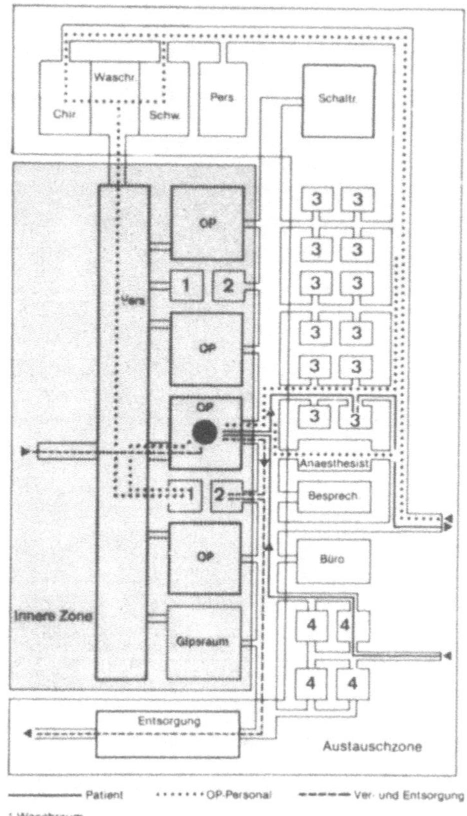



**Abb. 5.** Operationsabteilung, räumliches Konzept nach Friesen

Flure in lufttechnische Standards analog DIN 1946 einbezieht. Ob dies nötig ist, ist zumindest zweifelhaft. Die Faktoren, die die postoperative Wundheilungsrate beeinflussen, sind sicherlich in der Allgemeinchirurgie nicht nur auf die Luftkontamination zurückzuführen. Dagegen spielen nach Daschner [1] die in Tabelle 1 zusammengestellten Faktoren eine nicht unwesentliche Rolle.

Allein die ins Unerträgliche steigenden Kosten und Unterhaltskosten dieser Operationstrakte mit ausgeklügelten Verkehrswegen und lufttechnischen Besonderheiten, die zumindest in der Allgemeinchirurgie von sehr fraglichem Effekt sind, rechtfertigen, darüber nachzudenken, ob es nicht mit einfacheren Mitteln und ohne komplizierte bauliche Wegeführungen und ausgetüftelte organisatorische Pläne möglich ist, den erwünschten Effekt auf einfachere Art zu erreichen. Entscheidend ist u.E., daß in einem Operationstrakt, gleich welcher Größe, eindeutig definierbare Bedingungen, was die Keim- und Partikelzahlen pro Kubikmeter in *unmittelbarem Operationsgebiet* betrifft, erreicht werden [7, 9]. Alle übrigen Bereiche, wie Flure, Gänge und Nebenräume, sind für den eigentlichen Operationserfolg oder das Operationsziel unwichtig, wenn die eben zitierten Bedingungen im Operationsgebiet aufrechterhalten werden können. Weiterhin ist die Operationssequenz in der Allgemeinchirurgie von den klassischen Begriffen aseptisch-septisch ausgehend zu staffeln. Das Operationspersonal ist nach diesen Praemissen entsprechend einzusetzen. Wir sind der Meinung, daß zusätzlich

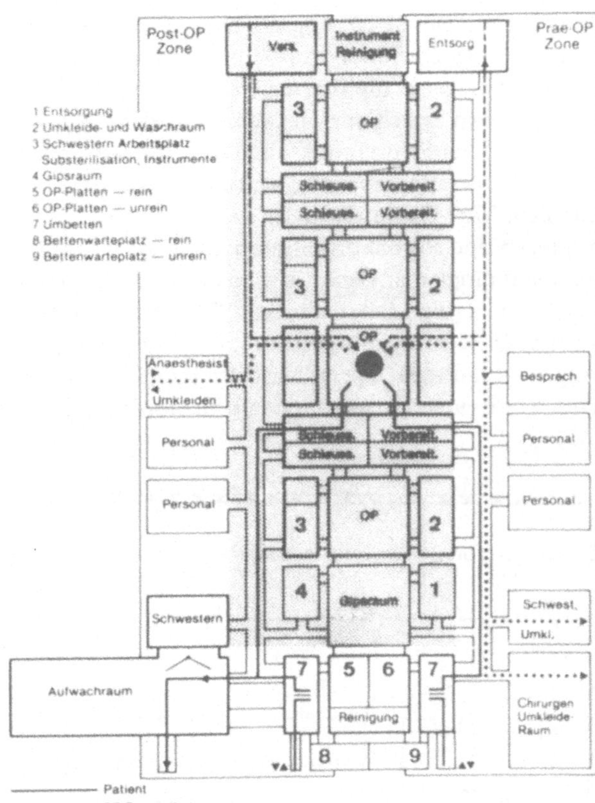



**Abb. 6.** Operationsabteilung, räumliches Konzept nach Nedeljkov

**Tabelle 1.** Faktoren, die die postoperative Wundinfektionsrate beeinflussen (nach Daschner [1])

Lebensalter
Drainagen
Lange Verweildauer vor Operation
Länge der Operation
Körperregion
Patientenflora
Grundkrankheiten
Zustand der Haut
Operationsart
Operationsweise
Tageszeit
Kontamination in der Umgebung

in Abteilungen, in denen auch Extremitäten- und Implantatchirurgie betrieben wird, ein eigens eingerichteter sog. "Knochen-OP" vorgehalten werden muß.
Unter dem Aspekt einer kritischen Durchleuchtung der Problemstellung bieten sich verschiedene Lösungen an. Intimere Einblicke in den realen Betriebsablauf lassen die vorsichtige

Deutung zu, daß die bisherigen Konzepte mit der Sequenz: Patientenschleuse, Lagerung, Vorbereitung, Operation, Ausleitung und Ausschleusung in baulich weniger aufwendigen und mit weniger komplizierten Wegeführungen versehenen Abteilungen durchgeführt werden könnte, wenn es sich um Krankenhäuser der Regelversorgung und Akutversorgung handelt. In Häusern der Schwerpunkt- und Maximalversorgung plädieren wir für eine Dezentralisierung der Operationsabteilung entsprechend zusammengehörender Fachdisziplinen und weg von dem Groß-Operationstrakt, der alle Spezial- und Subdisziplinen beinhaltet. Diese Abteilungen sind sowohl organisatorisch als auch vom hygienischen Überwachungsstandard aus nicht dirigierbar.Denkbar wäre etwa eine Lösung derart, mehrere Operationsräume in der Traumatologie innerhalb eines Großraumes unterzubringen und die Nebenräume ausschließlich von der Nutzungsdauer her zu bemessen. Analoge Konzepte gelten auch für die Allgemeinchirurgie. Es erscheint also möglich, 3-4 Operationsräumen nur 2 Vorbereitungsräume und einen Entsorgungsraum zuzuordnen. Ähnliches gilt für die Waschräume (Abb. 7-9).

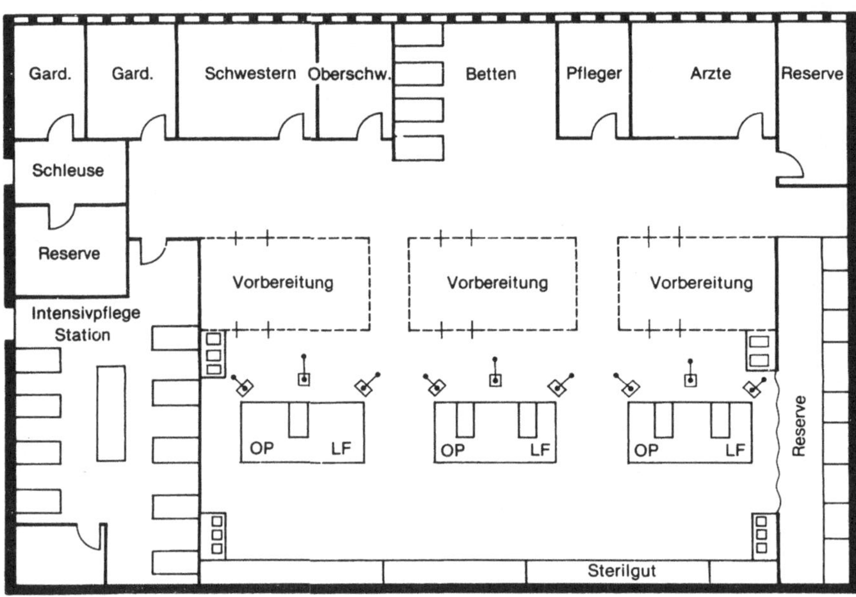


**Abb. 7.** Operationsraum, räumliches Konzept nach M.E. Müller mit Vertikalstromkabinen

Sicherlich sollte man in den baulichen Maßnahmen kein Allheilmittel sehen. Hier ist eine spezifische, fachgebundene Planung erforderlich, die den Gegebenheiten des jeweiligen Hauses Rechnung trägt. Die organisatorischen Abläufe müssen zusammen mit dem Hygieniker durchdacht werden [4, 5]. Die hygienischen Kontrollmaßnahmen beginnen schon auf der Bettenstation. Die mangelnde Personalführung und Disziplin kann nicht durch ausgeklügelte Wegeführungen und Schleusen ersetzt werden.

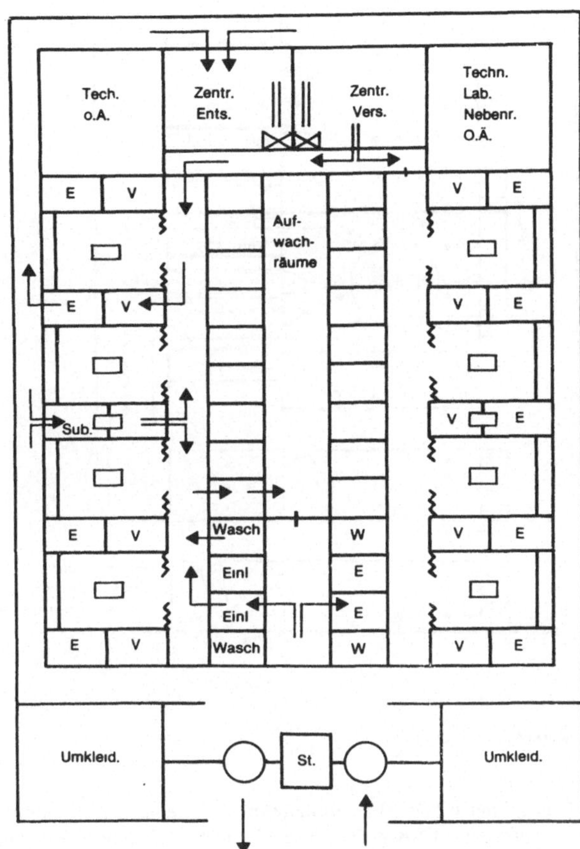



**Abb. 8.** Operationsabteilung mit Laminar flow und getrennten Vor-räumen

*Zusammenfassung*

Die baulichen und organisatorischen Probleme, die sich beim Neubau oder Umbau einer Operationsabteilung ergeben, werden am Beispiel verschiedener Konzepte der Wegeführungen aufgezeigt. Der Betriebsablauf und die Organisation müssen vor der Planung des baulichen Konzepts entsprechend den vertretenen Disziplinen bekannt sein und diesen angepaßt werden. Es wird auf die Notwendigkeit einer strengen Trennung zwischen septischer und aseptischer Operationsabteilung hingewiesen und für die Implantatchirurgie ein Konzept einer vereinfachten baulichen Konzeption und einer eindeutigen klimatechnischen Luftführung, wie den LF (Laminar flow), hingewiesen.

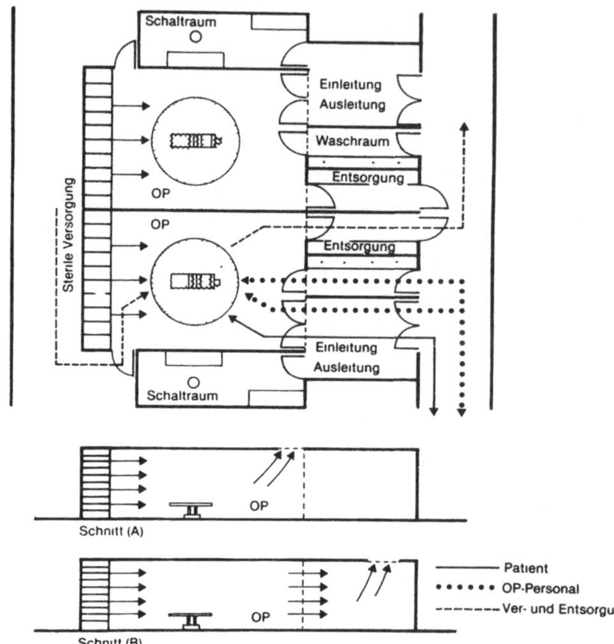


**Abb. 9.** Operationsabteilung mit Laminar flow (Modell Göttingen), Luftstrom rechtwinklig zu den Fluren mit Vorräumen



## Literatur

1. Daschner F (1979) Stellungnahme z. Thema: Die Trennung von sept. u. asept. Patienten in Krankenhäusern der USA v. D. Groschel und B.J. Fahlberg. Hyg Med 3:370-371
2. Gabelmann W (1978) Bauliche Lösungsmöglichkeiten als Beitrag zur Krankenhaushygiene. Hyg Med 3:284-287
3. Gundermann O (1978) Reduzierung der Infektionsgefahren im Krankenhaus durch bauliche Maßnahmen. Hyg Med 3:280-283
4. Kaitzis G (1979) Zur Hygieneporblematik von Patientenschleusen im operativen Krankenhausbereich. Hyg Med 4:63-68
5. Kaitzis G, Bommer W (1977) Der Weg kontaminierter Ware im Krankenhaus bis zur Wiederverwendung. Hyg Med 2:325-329
6. Liebetrau B, Grossmann G (1978) Zu Prävention von Infektionen in Chirurgischen Kliniken. Zentralbl Chir 103:518-522
7. Sattel W, Schoeppe K (1972) Bauliche und organisatorische Auswirkungen einer Operationsabteilung mit Laminar-Flow-Räumen. Krankenhaus 5:205-208
8. Sattel W, Nabert-Bock G (1976) Antibiotika-Zusatz zu Polymethyl-methacrylat als postoperative Infektionsprophylaxe. Unfallheilkunde 79:221-226
9. Sattel W, Peiper H-J (1977) Reinraumtechnik. Anwendung in der Medizin. Springer, Berlin Heidelberg New York
10. Werner HP (1978, 1979) Herausgebermeinung und mehrere Stellungnahmen zu: "Aseptischer und/oder septischer Operationstrakt". Hyg Med 3:370-375; 4:421-436

# Bauliche und organisatorische Anforderungen an eine Operationsabteilung aus der Sicht des Orthopäden

B.G. Weber

Mit der Entwicklung neuer, immer ausgedehnterer Operationsverfahren, namentlich auf dem Gebiete der Orthopädischen Chirurgie, sind die Ansprüche an die Asepsis gestiegen. Weder weit getriebene konventionelle Asepsis noch die Abschirmung des Patienten mit Antibiotica sind imstande, mit genügender Sicherheit postoperative Infektionen zu verhindern. Es bleibt eine Lücke in der Infektionsabwehr offen: Die air-borne contamination. Wenn immer Bedenken gegen die Osteosynthese von Frakturen vorgebracht werden, steht dahinter in erster Linie die Furcht vor der Infektion.

Die Erkennung der air-borne infection als bisher unterschätzter Infektionsweg wurde erstmals Orthopädischen Chirurgen Anstoß zur Überprüfung des Raumklimas im Operationssaal und zu klimatechnischen Verbesserungen. So sind die grundlegenden Entwicklungen seit den frühen Sechzigerjahren Charnley [1] und Whitcomb [9] zu verdanken. Dank persönlicher Kontakte mit Charnley sind auch an unserer Klinik seit 1970 klimatechnische Verbesserungen vorgenommen worden. Über unsere bisherigen Erfahrungen und Ansichten wird im Folgenden berichtet [3-8].

*Moderne Asepsis"* läßt sich definieren als weiterentwickelte konventionelle Asepsis und ist die Summe aus:

1. Konventioneller Asepsis,
2. Reinraumtechnik,
3. Reinraumgerechten Verhaltens.

Wenn noch heute für manche Bereiche chirurgischer Tätigkeit eine konventionelle Asepsis genügt, dann in erster Linie dank der von Natur gegebenen Abwehrbereitschaft des Menschen gegen Infektionserreger. Für andere Bereiche dagegen, so etwa für die Chirurgie des Bewegungsapparates, d.h. für die Orthopädie im klassischen Sinne und für die Traumatologie, ist eine "moderne" Asepsis zwingend, d.h. auch "air-borne contamination" ist nicht mehr zulässig.

In engster Zusammenarbeit mit Meierhans sind an unserer Klinik seit 1970 folgende Entwicklungen in Betrieb genommen worden:

1970: Sterile Operationsbox. Vertikalflow, Strömungsgeschwindigkeit 0,5 m/s, 80% Umluft, 20% Frischluft. Body-exhaust-System, d.h. Absaugung der Atemluft.

1977: Trennwand. Vertikalflow über Operationsfeld. Strömungsgeschwindigkeit 0,2 m/s.

1979: Trennwand mit mobilen Wandelementen.

Weitere 2 Operationssäle sind seit 1978 mit einer modernsten konventionellen Klimaanlage ausgestattet. In einem letzten Saal besteht eine Klimaanlage mit Baudatum 1960.

1980 sind in Zusammenarbeit mit der Eidgenössischen Technischen Hochschule Zürich [6] ausgedehnte Keimzahlmessungen bei allen 4 genannten Typen unter vergleichbaren Bedingungen vorgenommen worden (Abb. 1-4). Die gefundenen Werte lassen erkennen, daß einzig mit besonderen klimatechnischen Maßnahmen niedrige Keimzahlen zu erzielen sind.

Hygieneanforderungen an Operationsabteilungen
Hrsg.: G. Hierholzer/E. Ludolph/F.Watermann
© Springer-Verlag Berlin Heidelberg 1982

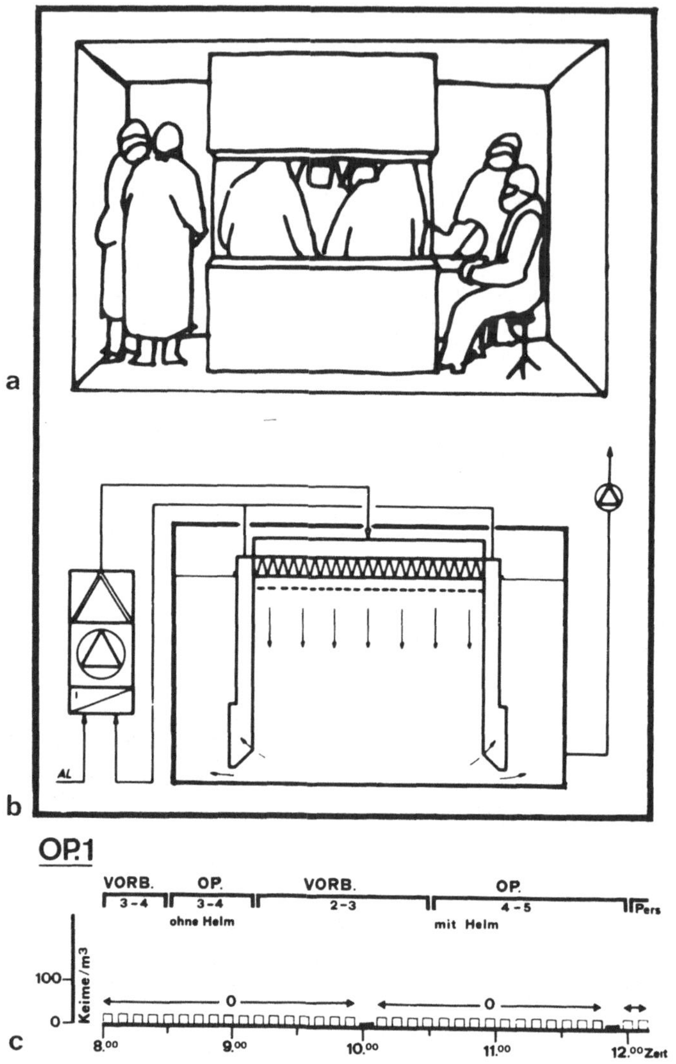



**Abb. 1a-c.** Sterile Operationsbox. **a** Totale Trennung von Operations- und Anaesthesie- und Zudienbereich, **b** Luftführung: Vertikal-Umluft-Flow, **c** Keimpegel in Wundnähe: Keine Keime nachweisbar

Umgekehrt ist es auch mit modernster konventioneller Klimatechnik trotz regelrechter klassischer Asepsis unmöglich, niedrige Keimzahlen zu erzielen. Es besteht im besonderen kein Unterschied zwischen dem "alten" und den 2 mit modernster, konventioneller Klimaanlage ausgestatteten Operationssälen. Kein noch so raffiniertes Schleusensystem ist in der Lage, die Hauptquelle von pathogenen Keimen im Operationssaal zum Versiegen zu bringen. Solange Menschen notwendigerweise hier arbeiten müssen, sind sie als "Dauerausscheider" hinzunehmen und mit konventionellen Hygienemaßnahmen nur unvollständig als solche in Schach zu halten.

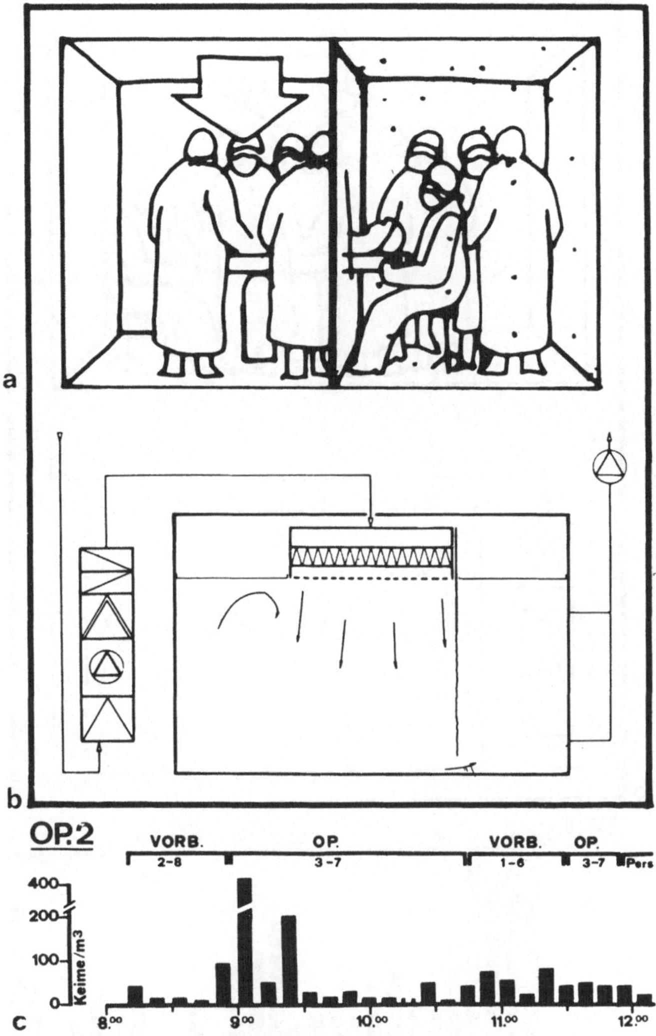



**Abb. 2a-c.** Operationssaal mit Trennwand. a Trennung des Saales in eine klimatechnisch bevorzugte Operationszone und die Anaesthesie- und Zudienzone, b Luftführung: Vertikalflow. Zudienzone wird sekundär durch Überdruck aus der Operationszone belüftet, c Keimpegel in Wundnähe: Keimzahlen während der Operation 20-50 Keime/m$^3$

Im Operationssaal befindet sich eine kleinere oder größere Zahl von Personen, inklusive Patient, welche alle mehr oder weniger Keime, besonders auch gefährliche Infektionserreger, dauernd an die Umgebung abgeben. Sie alle sind also "Dauerausscheider". Wiederholte Messungen und Analysen der Luftkeime in unseren konventionellen Operationssälen ergaben in 80% der Fälle positive Abstriche der Operationswunden mit den genau gleichen Keimen wie jene der Umgebungsluft. Demgegenüber waren Operationswunden in der Sterilbox mit keimfreier Umgebungsluft nur in 3% kontaminiert. Zu 75% betreffen die positiven Abstriche Patienten mit Zweitoperationen, d.h. sie tragen die Keime bereits in der Wunde vor dem

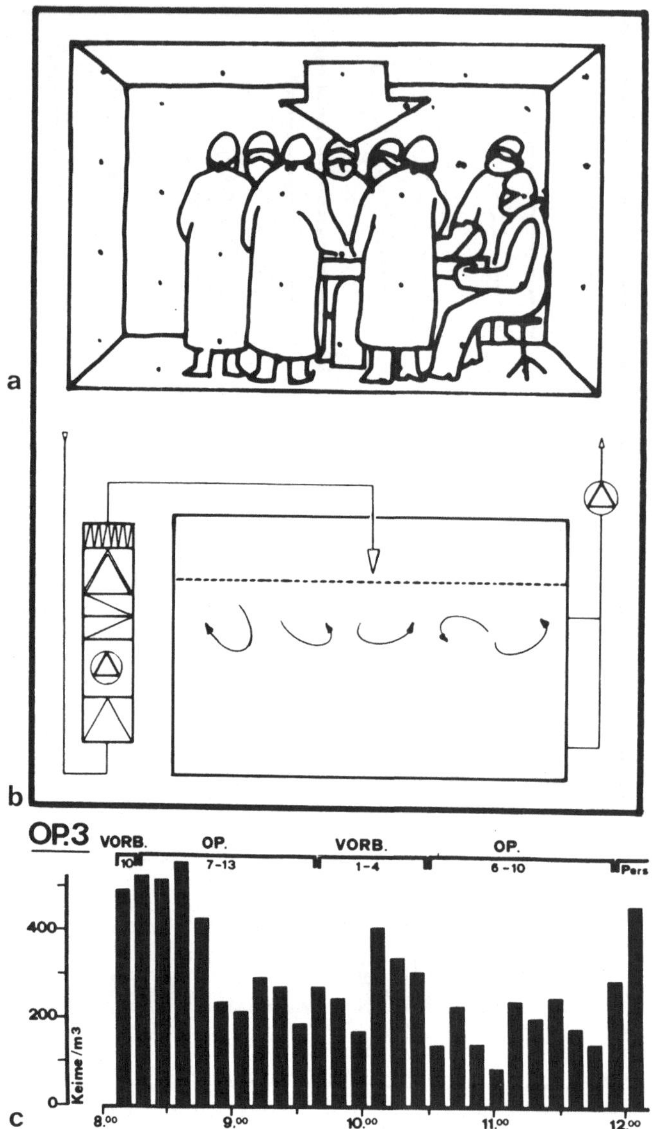



**Abb. 3a-c.** Konventioneller Operationssaal Baujahr 1960. **a** Alle Personen im gleichen Raum, **b** Luftführung: Turbulente Verdünnungsströmung, Feinfilter nicht endständig, **c** Keimpegel in Wundnähe: Hoher Keimpegel von durchschnittlich 270 Keime/m³, Spitzenwerte bis gegen 500 Keime/m³

Hautschnitt. Im Operationssaal mit Trennwand sind Wundabstriche in maximal 10% positiv. Daraus ergibt sich die Erkenntnis:

1. Von echter Asepsis kann im konventionellen Operationssaal keine Rede sein.
2. Keimquellen sind die Menschen im Operationssaal.

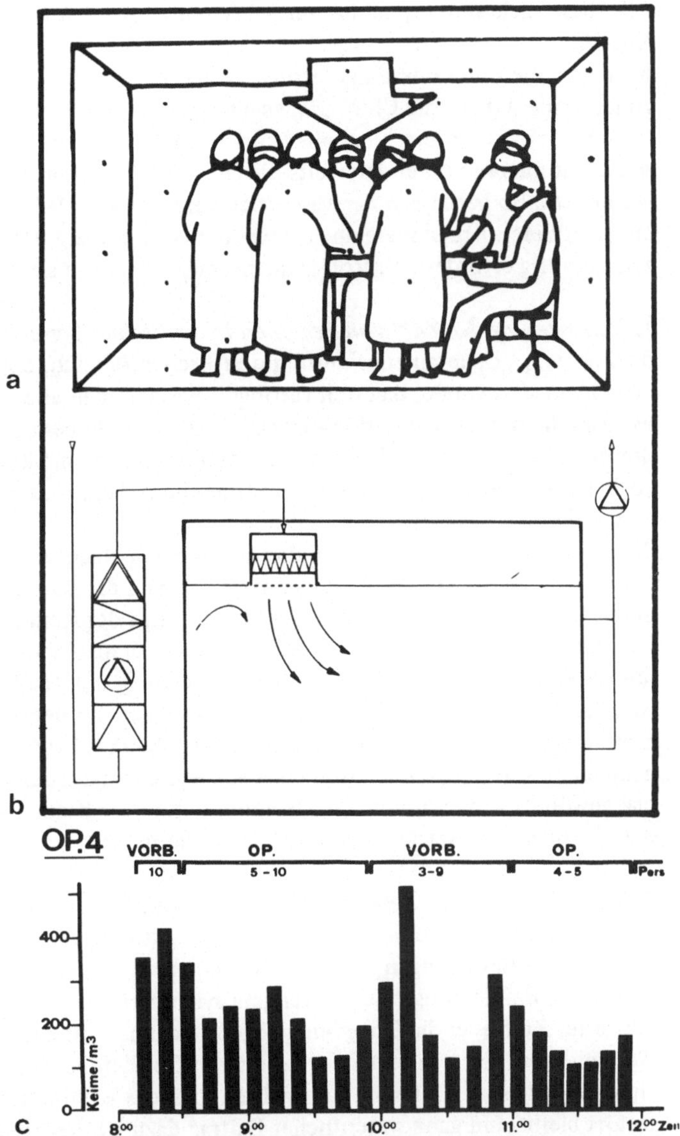



**Abb. 4a-c.** Konventioneller Operationssaal mit moderner Klimaanlage, Baujahr 1978.
**a** Alle Personen im gleichen Raum, **b** Luftführung: Turbulente Verdünnungsströmung
mit endständigen Absolutfiltern, **c** Keimpegel in Wundnähe: Hoher Keimpegel von durchschnittlich 230 Keime/m$^3$, Spitzenwerte über 400 Keime/m$^3$

3. Eine Absenkung der Keimzahl und damit eine Verbesserung der Asepsis muß mit der Ausschaltung der Personen im Operationssaal als "Dauerausscheider" angestrebt werden.
Die Ausschaltung der "Dauerausscheider" im Operationssaal muß in 3 Richtungen erfolgen:
1. Verringerung der im kritischen Bereich tätigen Personen.
2. Verringerung der "Ausscheidung" jeder Einzelperson.
3. Ausschwemmung der Restkeime mit geeigneter Luftführung.

Alle diese Ziele sind erreichbar mit Hilfe der *Klimatechnik* und des *reinraumgerechten Verhaltens.*

Klimatechnik und reinraumgerechtes Verhalten sind Zwängen unterworfen, die durch die zu leistende Arbeit, die Chirurgie, gegeben sind. Verschiedene chirurgisch-operative Tätigkeiten erfordern unterschiedliche Einrichtungen und Maßnahmen, um einerseits die Asepsis zu optimieren und andererseits die chirurgische Arbeit nicht zu erschweren oder gar zu verhindern. So benötigen der Visceralchirurg und der Orthopädische Chirurg von vornherein einen größeren Arbeitsbereich als etwa der Handchirurg. Damit sind individuelle Lösungen zwangsläufig erforderlich. Von gemeinsamem Interesse sind aber die folgenden Punkte:

*1. Verringerung der Zahl von Personen im kritischen Bereich:* Am wirkungsvollsten kann die Zahl von "Dauerausscheidern" im kritischen Bereich, d.h. unmittelbar neben der offenen Operationswunde, dadurch verringert werden, daß alle jene Personen ferngehalten werden, die mit der Operation direkt nichts zu tun haben. Dies geschieht mit Hilfe einer Sterilbox oder mit einer Trennwand. Beide erzeugen eine klimatechnisch und damit bezüglich Sterilitätsgrad bevorzugte chirurgische Arbeitszone und eine klimatechnisch weniger anspruchsvolle Anaesthesie- und Zudienzone.

Sterilbox und Trennwand haben den scheinbaren Nachteil einer gewissen "Isolierung" der Operationsequipe von der Arbeitsumwelt. Sobald die Barriere durchbrochen wird, etwa in der Vorbereitungsphase einer Operation, steigt der Keimpegel sofort an. Daraus ergibt sich die Notwendigkeit einer besonders guten Vorausplanung jeder Operation, so daß während der Dauer der Operation eine Durchbrechung der "Isolation" nicht mehr erforderlich ist. Hier liegt denn auch eine gewisse Schwierigkeit für den Arzt und die gesamte Operationsequipe, sich dieser Forderung zu unterziehen und entsprechende organisatorische Maßnahmen in Kauf zu nehmen und einzuspielen. Einmal an die neue "Liturgie" im Operationssaal gewöhnt, verbleibt von der "Isolation" oder gar Klaustrophobie nur der Vorteil, daß sich der operative Betrieb in jeder Hinsicht beruhigt.

*2. Reinraumgerechtes Verhalten jedes Einzelnen:* Das reinraumgerechte Verhalten im Operationssaal ist nicht weit verschieden von der bisherigen konventionellen Asepsis. Aber auch hier sind alle Bewegungen der Operationsmannschaft, insbesondere während der Vorbereitungs- und Einkleidungsphase, streng zu systematisieren. Damit weder Arzt noch Operationsschwester Keime an die Umgebung abgeben können, ist auf deren Bekleidung der größte Wert zu legen: Es ist eine neue Qualität von Operationsmänteln erforderlich, die praktisch undurchlässig sind. Dabei ist zu beachten, daß das Wohlbefinden der Operationsequipe ungestört bleibt. Ein ganz wesentlicher Beitrag dazu ist die Absenkung der Raumtemperatur auf 18°C und in noch höherem Maße das "Body-Exhaust-System" im Sinne von Charnley. Dessen System mußten wir jedoch so umgestalten, daß es von jedermann als angenehm empfunden und deshalb nicht abgelehnt wird. Für die Zweckmäßigkeit unseres eigenen Systems spricht, daß seit 1970 daran keine Änderungen vorgenommen werden mußten (Abb. 5). Der verwendete Helm wiegt nur 330 g, der Schlauch wird nicht vom Kopf, sondern um den Hals getragen. Die Kopfkapuze und der Mantel sind nicht in einem Stück gefertigt und schwierig anzuziehen, sondern zweigeteilt.

Durch die Absaugung der Atemluft aus dem Innern der Kleidung entsteht keine Lärmbelästigung, und die Operationsequipe kann sich trotz Tragens des Helmes in normalem Konversationston unterhalten. Das Einströmen der Frischluft erfolgt entlang dem Sehschild,

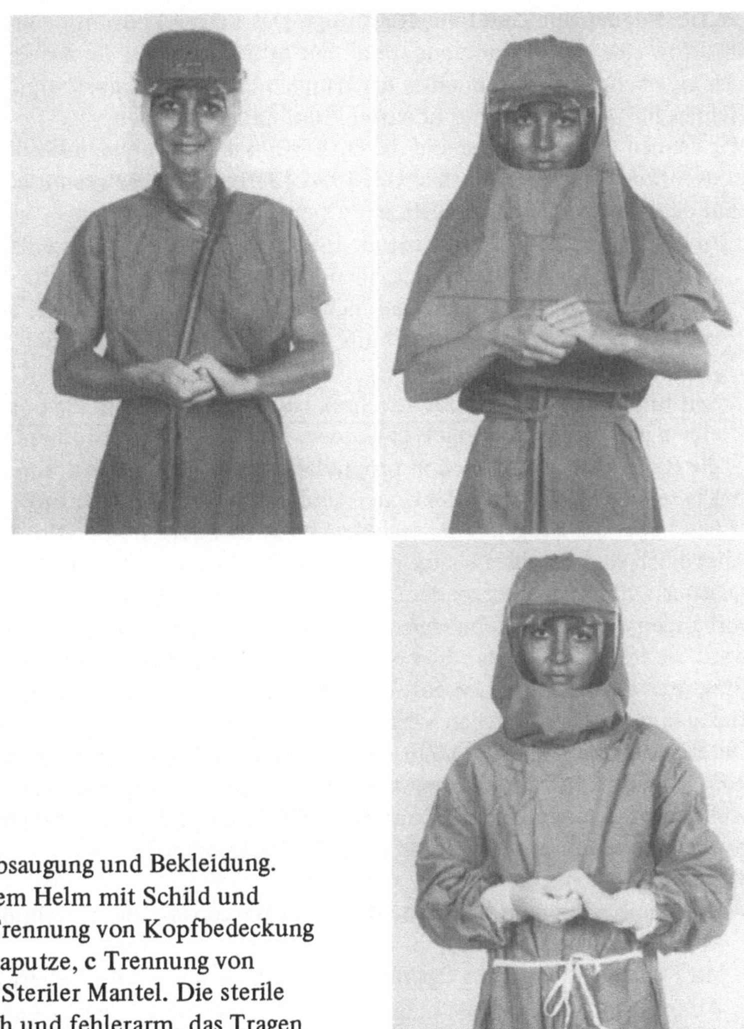

**Abb. 5a–c.** Atemluftabsaugung und Bekleidung.
a Trennung von sterilem Helm mit Schild und
Vakuumschlauch, **b** Trennung von Kopfbedeckung
und Mantel: Sterile Kaputze, **c** Trennung von
Kaputze und Mantel: Steriler Mantel. Die sterile
Einkleidung ist einfach und fehlerarm, das Tragen
der "Ausrüstung" sehr angenehm

so daß selbst Brillenträger ohne die geringste Beeinträchtigung der Sichtverhältnisse arbeiten
können.

*3. Ausschwemmung der Restkeime mit geeigneter Luftführung:* Im Vertikalflow sind freigesetzte Keime nur dann relevant, wenn sie, der Kolbenströmung beigemischt, in die offene
Wunde gelangen können. Dies ist nur möglich für Keime, welche oberhalb der offenen Wunde erscheinen, d.h. im Prinzip nur von den Köpfen der Operationsequipe. Mit dem sterilen
Helm und der Atemluftabsaugung ist diese Gefahr ausgeschaltet. Keime, die unterhalb der
Wunde frei werden, sind nicht wirksam, denn sie werden auf kürzestem Weg von der Wunde
weg ausgeschwemmt.
Etwas anders sind die Verhältnisse im Vertikalflow beim Tragen nur konventioneller Masken
und Kopfbedeckung: Bakteriologische Messungen haben ergeben, daß das Tragen des Helmes

68

ein Höchstgrad von Keimfreiheit erbringt. Das Tragen konventioneller Masken hat im Vertikalflow eine "Selbstkontamination" der Brustpartie und der Ärmel zur Folge, so daß von hier eine Schmierkontamination der Wunde möglich ist. Daraus ergibt sich der Vorteil des Helmes für Operationen mit höchsten Sterilitätsansprüchen.

Wir kennen die Allgemeine und die Orthopädische Chirurgie, inklusive Unfallchirurgie, im konventionellen Operationssaal von 1954-1970 und die Reinraumtechnik seit 1970. Es sind dies zwei verschiedene Welten:

1. In der aseptischen Chirurgie ist die Infektion noch heute eine ernste Bedrohung, die auch mit noch so hohen Antibioticagaben nicht aus der Welt geschafft werden kann. Eine Infektionsrate von 10% oder sogar mehr dürfte unter konventioneller Asepsis nichts außerordentliches sein. So betrug bei uns die Infektionsrate nach einer Totalprothese des Hüftgelenkes vor 1970 5,6%.

2. Seit Einführung der Reinraumtechnik ist an unserer Klinik die postoperative Infektion zu einem ganz seltenen Ereignis geworden. Nach einer Totalprothese des Hüftgelenkes beträgt die Rate noch 0,5%, obschon prophylaktisch keine Antibiotica mehr gegeben werden. Die seltenen Fälle von Infektionen sind mit Sicherheit nicht air-borne, sondern vorbestehend oder hämatogen (z.B. nach Angina acuta oder Cholecystitis acuta) entstanden.

Allmählich sind wir dazu übergegangen, möglichst viele Operationen unter Reinraumverhältnissen auszuführen, so besonders jene, welche an sich schon mit einem hohen Infektionsrisiko verbunden sind (Gelenkchirurgie, offene Frakturen). Seither hat die Infektion seltenheitswert. Sie tritt bei Osteosynthesen geschlossener Frakturen in weniger als 1% und bei offenen Frakturen in weniger als 3% auf. Daraus ergibt sich, daß es uns schwer fallen würde, je wieder einzig unter konventionellen Verhältnissen der Asepsis arbeiten zu müssen.

Die Reinraumtechnik trägt nicht nur zu einem Höchstmaß an Sicherheit gegenüber der Wundkontamination bei, die Reinraumtechnik entlastet den Arzt und das Operationspersonal auch vom Bewußtsein der Unvollkommenheit einer konventionellen Asepsis, was einer sehr wünschbaren Streßverminderung in der Chirurgie gleichkommt.

Mit aller Deutlichkeit sei gesagt:

— Reinraumtechnik entbindet nicht von der Beachtung aller Regeln der hergebrachten Asepsis und der Spitalhygiene.

— Mit Reinraumtechnik im Operationssaal jedoch werden die bisherigen Bemühungen der Asepsis erst richtig wirksam, denn nur mit diesem zusätzlichen Aufwand kann eine echte Asepsis, d.h. eine höchste Keimarmut erzielt werden.


*Zusammenfassung*

Die Reinraumtechnik im Operationssaal seit 1970 hat zu einer signifikanten Senkung der Luftkeimzahlen, der positiven Wundabstriche und der postoperativen Infektionen geführt. Gleichzeitig kann seither auf die diskutable prophylaktische Antibioticagabe verzichtet werden. Reinraumtechnik im Operationssaal muß individuell den unterschiedlichen chirurgischen Zwängen angepaßt und auf alle Fälle "personalfreundlich" gestaltet sein, um anstandslos akzeptiert zu werden.

Ein Höchstmaß an Asepsis ist in einer Vertikal-Flow-Kabine mit Absaugung der Atemluft (Body-Exhaust-System) zu erzielen. Eine immer noch unvergleichlich bessere bakteriologische Reinheit im Vergleich zu modernster konventioneller Klimatechnik bietet das Trennwandsystem, auch hier vorzugsweise mit Atemluftabsaugung betrieben.

Wir halten im Operationssaal Luftkeimzahlen von null für Gelenkprothesen-Chirurgie und offene Frakturen sowie Luftkeimzahlen von weniger als 50Keime/m$^3$ für die übrige Chirurgie des Bewegungsapparates für erstrebenswert.

*Literatur*

1. Charnley J (1969) La "serre" de Wrightington. Rev. Chir Orthop 55:231
2. Charnley J (1972) Post-operative infection after total hip replacement with special reference to air contamination in the operating room. Clin Orthop 82:167
3. Janssen R, Weber BG (1975) Sterilitätsuntersuchungen in verschiedenen Operationssälen. 35. Kongr. Schweiz. Ges. f. Orthop.
4. Meierhans R, Weber BG (1971) Möglichkeiten und Grenzen der Asepsis im Operationssaal. Medica 1:31
5. Stühmer G, Weber BG, Meierhans R, Janssen R, Brunner J (1977) Four and a half years experience with a vertical flow sterile enclosure. Int Orthop (SICOT) 1:95
6. Wanner HU, Huber G, Meierhans R, Weber BG (1980) Optimale Nutzung der Lüftung zur Reduktion des Luftkeimgehaltes in Operationssälen. Helv Chir Acta 13:493-504
7. Weber BG (1979) Einfluss der Klimatechnik auf die Chirurgie. Swiss Med 1:12
8. Weber BG, Stühmer G, Meierhans R (1971) Sterile Operationsboxen. Z Orthop 109:803
9. Whitcomb JG (1969) Laminar flow devices in critical hospital areas. Technical lecture series on industry and microbial contamination control. Stanford University, Palo Alto, Calif.

# Bauliche und organisatorische Anforderungen an eine Operationsabteilung aus der Sicht des Urologen

R. Hubmann

Die Urologie ist stärker als jede andere medizinische Fachdisziplin an der Ausbreitung und Selektion multiresistenter Hospitalkeime beteiligt. Der Urin ist die wesentliche Bakterienquelle und das Ausbreitungsmedium. Er unterscheidet sich nach Kanz aus der Sicht des Krankenhaushygienikers hinsichtlich des anfallenden Volumens und der enthaltenen hohen Keimzahlen deutlich vom Eiter der Wundchirurgie.

In den urologischen Abteilungen weisen 50-60% aller Patienten bereits bei der Aufnahme bakterielle Infektionen des Urogenitalsystems auf. Es handelt sich bekanntlich vorwiegend um Kranke mit den verschiedenen Formen der Harnabflußstörungen. Eine Zusammenstellung der vorgefundenen Bakterien bei einer Patientengruppe aus unserer Abteilung in einem Großstadtkrankenhaus zeigt einmal die hohe Zahl der Problemkeime bereits bei der Aufnahme und zum anderen die enge Beziehung zu vorangegangenen fachurologischen Behandlungen (Tabelle 1). Es finden sich fließende Übergänge zwischen extern iatrogenen, endogenen und älteren nosokomialen Infektionen. Die Infektionen können bekanntlich endogen und exogen an das Organsystem herangetragen werden. Zur endogenen sollte man nicht nur die hämatogene Infektion, sondern auch die perineal-ascendierende Infektion aus der eigenen Darmflora hinzurechnen. Besonders nach Antibioticavorbehandlung treten Infektionen mit Klebsiellen und anderen sogenannten Problemkeimen auf [4], ein Vorgang, der spontan bei der Frau als "rekurrierende Cystitis" (rezidivierender Harninfekt) sehr häufig beobachtet wird.

Die klassische exogen-iatrogene Infektion ist das sog. Katheterfieber (Katheterismus, kleine Schleimhautläsion, Cystitis, Einpressen des infizierten Urins in die Urethraläsion und in das Corpus cavernosum urethrae). Die übrigen exogenen Infektionswege sind in den vorausgegangenen Beiträgen bereits zur Genüge aufgezeigt worden, wobei der Urin mit über einer Million Bakterien pro ml, seine Ableitung und Beseitigung in der Urologie spezielle Probleme bringt. Der Urin ist ein ideales Transportmittel für Kreuzinfektionen.

Das bisher stichwortartig Angeführte läßt für die Urologie nicht nur eine optimale Asepsis, sondern auch eine spezifische Antisepsis bereits am Patienten fordern bei maximaler Reduktion des Antibioticagebrauchs. Die hygienischen Maßnahmen für den Operationsbereich beginnen mit einer maximalen Reduzierung der Keimeinschleppung in diese Räume. Sie beginnen auf den Stationen.

Organisatorische Probleme personeller und zeitlicher Art bedingen eine Reihe baulicher Anforderungen, so daß sich Fragen der baulichen und organisatorischen Anforderung aus hygienischer Sicht häufig überschneiden.

Hygieneanforderungen an Operationsabteilungen
Hrsg.: G. Hierholzer/E. Ludolph/F. Watermann
© Springer-Verlag Berlin Heidelberg 1982

**Tabelle 1.** Bakteriologische Befunde bei 383 Patienten mit komplizierten Harnwegsinfektionen in %.
Es wurden nur Patienten mit einer sekundären Cytopyelonephritis angeführt, die bei Aufnahme bzw.
Entlassung eine signifikante Entzündung aufwiesen. Bei 120 bzw. 150 Patienten mit gleichen Grunder-
krankungen ließ sich im entsprechenden Beobachtungszeitraum während der Behandlung keine signifikante Bacteriurie nachweisen. E. coli und Klebsiellen wurden biochemisch differenziert. Es fällt die relativ hohe Anzahl der Klebsiellen- und Pseudomonasinfektionen bereits bei Klinikaufnahme und im
ersten Beobachtungszeitraum besonders bei der Entlassung auf. Nach Umstellung der Pflegemaßnahmen
und starker Einschränkung der antibiotischen Chemotherapie auf eine betonte Asepsis und Antisepsis
sinkt der Anteil der Klebsiellen- und Pseudomonasinfektionen stark ab

|  | je 1 Quartal 1974/1975 (N = 182) | | 1976/1977 (N = 201) | |
| --- | --- | --- | --- | --- |
|  | Aufnahme | Entlassung | Aufnahme | Entlassung |
| E. coli | 22,5 (10,4/12,1)[a] | 18,7 (9,9/8,8) | 27,4 (13,9/13,4) | 28,1 (17,4/12,4) |
| Proteus | 17,6 (5/12,6) | 12,6 (6,6/6) | 18,9 (9,4/9,4) | 21,4 (11,9/9,5) |
| Klebsiellen | 16,5 (3,3/13,2) | 45　(24,2/20,8) | 12,4 (3/9,5) | 19　(10,9/8) |
| Pseudomonas | 11,5 (4,9/6,6) | 17,5 (8,2/9,3) | 13,4 (1/12,5) | 9　(4,9/4) |
| Enterokokken | 7,7 (3,2/4,4) | 3,8 (2,7/1,1) | 2,5 | 2 |
| Staphylokokken | 2,2 | 1,1 | 0,5 | 1 |
| Hefen | 1,1 | 3,1 | 1 | 0,5 |
| Serratia |  |  |  | 1 |
| Gasbrand |  |  |  | 0,5 |
| Steril | 32,5 (29,6/2,7) | 17 (11,5/5,5) | 31,8 (30,8/1) | 20,4 (12,4/8) |
| Mischinfektionen | 11,5 (0,5/11) | 16, 5 (6/10,5) | 8　(2,4/5,6) | 8,5 (4,5/4) |

[a] Kurze/längere urologische Anamnese

## Bauliche Anforderungen

Für die Urologie wird der "Schnitt"-Operationssaal immer ein bedingt aseptischer Operationssaal sein, wobei die Palette der urologischen Operationen von der Implantation alloplastischen
Materials bis zum Eingriff bei Tuberkulose reicht. Die Asepsis wird organisatorisch durch
eine entsprechende zeitliche Programmgestaltung geregelt. Wegen langer Wartezeiten für Desinfektionsmaßnahmen zwischen den einzelnen "septischen" Operationen mit Anfall von
größeren Eitermengen oder purulenten Urinvolumina hat sich die Möglichkeit der Benutzung
eines zweiten sog. septischen Operationssaales aus organisatorischen Gründen als nützlich erwiesen.
Das Heraushalten von Erregern aus dem aseptischen Operationsbereich, das Wechseln einer
möglichst kleinen Zahl von Mitarbeitern von einem zum anderen Bereich und ein effektiver
Einsatz der Mitarbeiter sprechen für die Trennung in einen aseptischen und einen septischen
Bereich.
Für die Beurteilung der Situation ist nicht nur die Bettenzahl der Abteilung, sondern vor
allem die Größe des Krankenhauses bzw. der Operationseinheiten von Bedeutung. Werden
zahlreiche Operationssäle mit einer Schleuseneinheit für mehrere Fachdisziplinen vom gleichen Personenkreis bedient, so wird man sinnvollerweise Patienten mit prä- oder postoperativ

offenen Infektionsquellen (z.B. Blasen-Scheiden-Rectum-Fisteln) in einen getrennten Bereich führen. Wir dürfen uns bei unseren Überlegungen nicht auf den einzelnen Operationssaal allein konzentrieren, sondern müssen die Funktionseinheiten insgesamt sehen. Hinzu kommt folgender Gesichtspunkt:
Wir kämpfen seit Jahren vergeblich um die Schulung, Prüfung und Anerkennung eines Fachpflegepersonals. Die Fluktuation in unserem Notfalloperationsbereich ist zeitweilig erschrekkend. Soweit wir menschliche Schwächen mit technischen und baulichen Konzeptionen kompensieren können, würden wir bauliche Lösungsmöglichkeiten den organisatorischen vorziehen.
Die baulichen Anforderungen werden a priori durch die Abteilungsgröße begrenzt. Die großen Abteilungen mit 100 bis 120 Betten werden zwei "Schnitt"-Operationssäle (möglichst nicht 2 Tische in einem Saal) und zwei transurethrale Operationssäle zur Verfügung haben. Dazu kommen Arbeitsräume für diagnostische (Cystoskopie und retrograde Röntgendiagnostik) und kleinere endoskopische Eingriffe (Probeexcisionen, Steinschlingen, Schlitzungen usw.). Der Mehrzahl der mittleren Abteilungen wird jeweils nur ein Operationssaal zur Verfügung stehen. Der septische Operationsraum wird mit den Chirurgen gemeinsam benutzt — vorausgesetzt, es bestehen gemeinsame Einheiten. Die baulichen Anforderungen unterscheiden sich für den "Schnitt"-Operationsbereich in keiner Weise von denen der Chirurgie. Die Urologie ist eine legitime Tochter der Chirurgie.
Für den transurethralen Operationsraum gelten die gleichen Voraussetzungen wie für die Chirurgie. Die transurethrale Resektion einer Prostata oder eines größeren Blasentumors sind große Eingriffe. Schleusen werden verlangt, Ein- und Ausleitungsräume und Operationstische mit Plattenwechsel geben die Voraussetzung für hygienisch einwandfreies Arbeiten. Einen Sielablauf am Boden mit großem Gitter und Dauerspülung am caudalen Ende der Operationsplatte halten wir weiterhin für sinnvoll. Besonders in Notfällen ist ein exaktes Auffangen der Spülflüssigkeit in Trichtern der verschiedenen Bauart nicht möglich. Ohne Ablauf bilden sich am Fußboden große Seen mehr oder weniger infektiöser Flüssigkeit. Die modernen Dauerspül- und Absaugresektoskope haben für den Patienten, den Operateur und für die Umgebung ein sehr viel saubereres Arbeiten gebracht.
In den Endoskopieräumen muß mit Nachdruck auf die Einhaltung steriler Bedingungen am Patienten geachtet werden. Die Gefahr iatrogener Infektionen ist erheblich (Gefahr der Urosepsis mit z.T. tödlichem Ausgang). Trotzdem ist eine Ein- und Ausschleusung aller Personen in diesem Bereich überzogen und nicht sinnvoll. Die Möglichkeit einer retrograden Röntgendiagnostik muß gegeben sein. Die Umlagerung der Patienten mit liegenden Sonden und Kathetern in andere, entfernte Räume, in denen z.B. auch Colonkontrasteinläufe gemacht werden, ist bereits aus hygienischen Gesichtspunkten nicht zumutbar. Es hat sich bewährt, im Endoskopiebereich den Personal- und Versorgungsweg vom Patientenflur zu trennen. Die Trennung von externer ambulanter Endoskopie und hausinternen Patienten ist nicht sinnvoll. Auch sollten die Endoskopieräume nahe dem Operationsraum angeordnet sein, um unmittelbar vor operativen Eingriffen eine retrograde Diagnostik durchführen zu können, ohne anschließende längere Transporte durch unreine Zonen. Die direkt präoperative retrograde Diagnostik dient ebenfalls der Vermeidung von Infektionen.
Durch die zunehmende Verwendung von Einmalmaterial werden für die Aufbewahrung und Entsorgung deutlich größere Nebenräume benötigt. Ein eigener Raum sollte auch für die Endoskopiereinigung, Verpackung und Desinfektion vorgesehen werden.

*Organisatorische Anforderungen*

Die organisatorischen Probleme beginnen mit der Operationsvorbereitung auf den Stationen.
Viele präoperativen Maßnahmen dienen in der Chirurgie wie in der Urologie der Reduzierung der Keimzahl im Operationsgebiet. Die Einschleppung eines Minimums an Bakterien
in den Operationsbereich ist oberstes Gebot.
Für die "Schnitt" Operationen gelten für Vorbereitung und Durchführung wiederum die
gleichen Regeln wie in der allgemeinen Chirurgie. Zur Vorbereitung endoskopischer Eingriffe
hat sich uns bei Dauerkatheterträgern zur Reduzierung der Keimzahl im Blaseninhalt und am
Genitale folgendes Vorgehen bewährt:
1. Auf den Stationen wird die Blase mit 1:20 PVP-Jodlösung gespült, 50 ml der Lösung in
   der Blase belassen und der Katheter entfernt.
2. Genitale und Oberschenkel werden mit PVP-Jodkomplex gereinigt und das Genitale mit
   getränkten Kompressen abgedeckt.
3. Vor der Endoskopie wird das Genitale erneut mit PVP-Jodkomplex gereinigt. Instillagel
   wird für 5 min mit Penisklemme in der Harnröhre gehalten.
4. Abdecken mit Lochtuch bzw. TUR-Schild. Beintücher.
Ein hygienisches Problem bleibt die Pyeloskopie, bei der der Operateur die Optik an die
Augenbraue bzw. Brille und an die Nase legt. Schwerwiegende Komplikationen sind bisher
nicht beobachtet worden.
Relativ große Sorgen hat früher die Asepsis bei transurethralen Eingriffen bereitet. Die Operationsvorbereitung erfolgt wie zur Endoskopie. Die Harnröhre wird dann mit einem desin-
fizierenden Gleitmittel vorbereitet. Der TUR-Schild zur Abdeckung des Damm- und Unter-
bauchbereiches in Form einer Kunststoffolie enthält einen eingeschweißten Fingerling zur
rectalen Tastung der Prostata oder eines Blasenbodentumors unter der Operation. Die gesamte übrige Abdeckung des Patienten kann mit einem teuren Einmalset oder in herkömmlicher
Weise mit sterilen Tüchern erfolgen. Wasserdichte Einmaloperationskittel sind zum Schutz
des Operateurs vorzuziehen.
Schwierig gestaltete sich in den letzten Jahren die korrekte Bereitstellung von Spüllösung
nach der neuen DAB zur transurethralen Resektion mit oder ohne Mannit-Sorbit-Zusatz
(Bedarf im Mittel 20-30 l). Die Möglichkeit der Einschwemmung von Spüllösung in den
Kreislauf bei der Eröffnung größerer Gefäße mit der Schneidschlinge ist bei jeder transurethralen Resektion gegeben. Die Forderung, nicht nur bakterien-, sondern auch pyrogenfreie
Flüssigkeit zu verwenden, führte jetzt zur Entwicklung eines neuen Aufbereitungsgerätes
auf der Basis der Umkehrosmose. Neben der Aufbereitungsanlage für Leitungswasser können
auch fertige 10-l-Tanks verwendet werden, die allerdings sehr teuer sind. Die Schlauchsy--
steme werden nach jedem Eingriff gewechselt.
An den Cystoskopietischen bzw. Endoskopieröntgentischen ist ein Plattenwechsel nicht
möglich. Die Reihenfolge der zu untersuchenden Patienten muß sich nach der Infektionsgefährdung richten. Die caudalen Tischanteile sind nach jeder Endoskopie entsprechend
zu desinfizieren (Scheuern und Sprühen). Die Wasseraufbereitung erfolgt mit Filteranlagen
oder Fertigbeuteln (evtl. Zusatz von Chlorhexidien).
Die klassische Sterilisation durch Autoklavierung von urologischen Optiken ist bei einzelnen modernen Cystoskopen möglich. Die Temperatur des Dampfes muß genau eingehalten
werden. Nach etwa 30 Sterilisationen ist eine relativ teure Reparatur notwendig. Die reinen
Metallteile sind im allgemeinen ohne Probleme zu autoklavieren. Die routinemäßige Ent-
keimung mit Äthylenoxid bzw. Formaldehyd-Niederdrucksterilisatoren ist zeitaufwendig

und erfordert für eine mittlere urologische Abteilung (ohne allgemeine Ambulanz) mindestens von jedem Instrumententyp 3 Sätze. In kleineren Abteilungen und in Notfällen wird eine chemische Desinfektion mit bestimmten Aldehydderivaten und Kombinationen durchgeführt. Wir haben in Tabelle 2 entsprechende Vorschläge mit Konzentrationen und notwendigen Zeiträumen unter Mitarbeit der Herstellerfirmen erarbeitet, wobei auf kurze Einwirkzeiten Wert gelegt wurde. Optimal — auch unter Berücksichtigung der Hepatitisprophylaxe — ist eine einstündige Exposition mit den chemischen Aldehydderivaten. Die Möglichkeit der Verwendung kürzerer Zeiten ist der Tabelle 2 zu entnehmen.

**Tabelle 2.** Desinfektion im urologisch-endoskopischen Bereich

| Hersteller | Schülke & Mayr | Dr. Bode | Lysoform Dr. Rosemann |
|---|---|---|---|
| Vordesinfektion<br>Reinigung | 10% Gigasept - 10 min<br>(5% Gigasept - 20 min) | 4-5% Kohrsolin iD -20min<br>(+ 1% Bodophen) | 2 % Desoform 1 h,<br>3% Desoform 15 min |
| Reinigung | 1% Gigasept<br>+ 1% SM-Labor | 1% Kohrsolin iD<br>+ 1% Bodphen | 2% Desoform<br>+ 0,5% Blanchipon |
| Desinfektion | 10% Gigasept - 1h<br>(15 min Hosp.-Bakt.,<br>Pilze, Tbc) | 4% Kohrsolin iD - 1 h<br>(20 min Hosp.-Bakt.,<br>Pilze, 60 min Tbc) | 4% Desoform 1 h<br>(3% Desoform 15 min<br>Hosp.-Bakt., Pilze, Tbc) |
| Desinfektion<br>(Flächen, Untersuchungstisch) | Buraton Liquid<br>(30 min Hosp.-Bakt.,<br>1 h Pilze) | Kohrsolin spezial<br>(30 min Hosp.-Bakt.) | Aerodeson<br>(30 min Hosp.-Bakt.,<br>1 h Pilze) |
| Scheuern und Spray | Antifect-Spray | Bacillolspray | 1% Aldospray Konz.<br>1 h |
| Preis in DM für<br>Instrumentendesinfektion | 2.– | –,84 | –,48 |

Die prinzipielle Durchführung der Instrumentenaufarbeitung mit Vordesinfektion, Reinigung und Sterilisation bzw. Desinfektion ist in Abb. 1 aufgezeigt. Die Forderung, daß Instrumente nur nach einer Abtötung evtl. vorhandener Hepatitisviren gereinigt werden sollen, ist für die Cystoskopie in praxi nicht durchführbar. In kleinen und mittleren urologischen Endoskopieabteilungen sollte ein kleiner Autoklav, ein Formaldehyd- oder Äthylenoxidniederdrucksterilisator und als Reserve die Möglichkeit der chemischen Desinfektion vorhanden sein. Die empfindlichen Endoskope müssen von den Mitarbeitern der Abteilung gereinigt und verpackt werden. Die eigentliche Sterilisation kann zentral oder dezentralisiert erfolgen. Die zentrale Sterilisation erfordert zum Teil eine weitere Vermehrung der Instrumentensätze. Die pflegliche Behandlung der Instrumente ist in kleinen Arbeitseinheiten mit engagierten Mitarbeitern erheblich besser als in anonymen Zentralsterilisationen.
Die organisatorischen Fehler und Gefahren in einer Endoskopieabteilung sind in Tabelle 3 zusammengefaßt. Die in Tabelle 4 aufgezählten organisatorischen Anforderungen wurden bereits wiederholt erörtert.
Zusammengefaßt stellen wir fest:
Vorwiegend organisatorische Gründe sprechen für die Teilung in einen aseptischen bzw. bedingt aseptischen und einen septischen Operationssaal in der Urologie. Der kritische Bereich

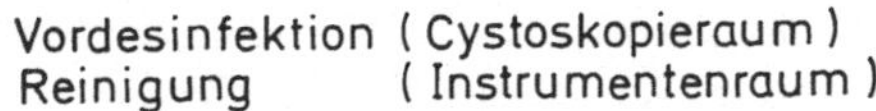


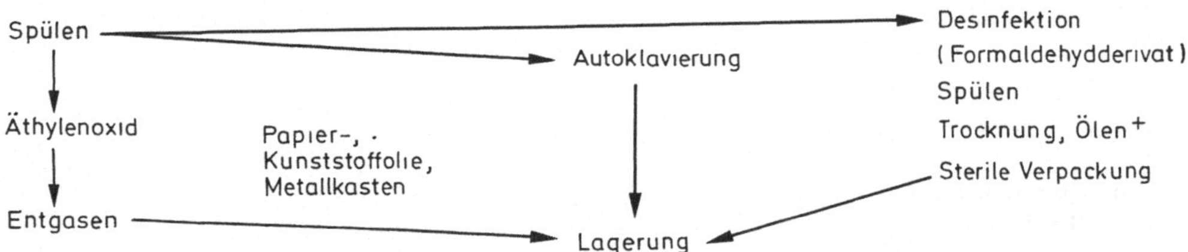


**Abb. 1.** Reinigung, Sterilisation und Volldesinfektion urologischer Instrumente

**Tabelle 3.** Wichtige Ursachen der instrumentellen Infektion

1. Ungenügende Asepsis des Untersuchers
2. Ungenügende Sterilisation und Aufbewahrung der Instrumente
3. Ungenügende Asepsis in der Vorbereitung
4. Mangelhafte Desinfektion des äußeren Genitales
5. Keine Vorbereitung der Harnröhre
6. Unsterile Spüllösung

**Tabelle 4.** Organisatorische Anforderungen: Urologie

1. Operationsvorbereitung des Patienten auf Station
2. Gestaltung der Operationsfolge (Programm)
3. Vermeidung unkontrollierter Personalbewegungen zwischen den Bereichen (farbige Kleidung)
4. Kontrolle der Desinfektionsmittel, der Dosierungen und der Anwendung
5. Optimale Operationstechnik
   a) Gewebeschonung
   b) Vermeidung einer Harnstauung
   c) Optimale Drainage von Hohlwegen und umgebendem Gewebe
   d) Endoskop-Sterilisation bzw. -Desinfektion
   e) Antibiotische Prophylaxe nur ausnahmsweise und maximal über 48 h

für die Entstehung von Kreuzinfektionen ist in der Urologie überwiegend der Stationsbereich. Mauermeier (persönliche Mitteilung) konnte das für die transurethralen Operationen nachweisen. Wir werden auch in Zukunft nicht in der Lage sein, jedem gefährdeten Patienten sein eigenes Zimmer und seine eigene Sanitärzone zu geben. Beides wäre für die Urologie sinnvoll. Eine ununterbrochene Schulung und Kontrolle der Mitarbeiter ist für alle lästig, aber trotzdem notwendig trotz chronischem Fachpfleger- und Schwesternmangel. Die Mehrzahl der transurethralen Operationen muß als bedingt aseptisch angesehen werden. Eine betonte Antisepsis und intensive Desinfektionsmaßnahmen sind notwendig. Die Desinfektionsmöglichkeiten der urologischen Endoskope sind vom praktischen Ergebnis her gesehen gut. Aus der Sicht des Theoretikers mögen sie verbesserungswürdig sein. Für die diagnostische Endoskopie ist eine optimale lokale Asepsis und Antisepsis am Patienten und Untersucher ausreichend.

*Literatur*

1. Hofstetter A, Marx FJ, Schmiedt E, Straehler G (1975) Infektiöser Hospitalismus und transurethrale Eingriffe. Wien. Internat. Symposion: Urban und Schwarzenberg
2. Hubmann R, Matz K (1977) Hospitalismusprophylaxe in der Urologie (Asepsis, Antisepsis bzw. Desinfektion). Urologe [B] 17:223-230
3. Kanz E (1976) Transmission von Mikroorganismen im Krankenhaus. In: Seeliger HPR, Dietrich M, Raff WK (Hrsg) Bekämpfung des infektiösen Hospitalismus durch antimikrobielle Dekontamination. Braun, Karlsruhe Ulm, S 15-35
4. Ringelmann R, Opara H, Matouschek E (1977) Reservoir von Erregern von Harnwegsinfektionen bei Patienten der Urologie. Immun Infekt 5:58-61
5. Sökeland J (1979) Urologie für Krankenpflegeberufe. Thieme, Stuttgart
6. Steinhagen RH (1980) Instrumentenreinigung und Desinfektion, Verfahren, Fehler, Materialverhalten. Krankenhaus Hygiene Infektionsverhütung 9:210-217
7. Werner HP (1980) Aufbereitung von Instrumentarium und Anästhesiematerial. Hyg Med 5:271-274

# Was kosten raumlufttechnische Anlagen?

R. Meierhans

Bei der Beurteilung von speziellen raumlufttechnischen (RLT-)Anlagen für OP-Abteilungen
werden unseres Erachtens zwei Fehler immer wieder gemacht:
Erstens stellt man unvergleichbaren RLT-Systemen ebenso unvergleichbare Infektstatistiken
gegenüber und läßt den Faktor Disziplin bzw. die äußeren Umstände, die eine entsprechende
Nutzung sicherstellen oder eben nicht, außer Acht. Zweitens überschätzt man die Kostenunterschiede der einzelnen Systeme. Die Betriebskosten von RLT-Anlagen sind zwar hoch,
die Unterschiede von leistungsmäßig verschiedenen Systemen sind dagegen relativ unbedeu-
tend.
Gegenüberstellungen von irgendwelchen RLT-Systemen und irgendwelchen Infektstatistiken können nicht stichhaltig sein, weil insbesondere raumlufttechnische Maßnahmen nur
nach ihrer direkten Wirkung beurteilt werden können. Es ist beispielsweise die Frage zu
stellen, ob ein bestimmtes Raumluftsystem ausgestreute oder aufgewirbelte Sekundärkeime
sofort verdünnt und/oder abtransportiert und damit an den gefährdeten Stellen die geforderte Keimarmut sicherstellt oder nicht. Weiter stellt sich die Frage nach der Empfindlich-
keit eines Systems auf außerordentliche Bedingungen, beispielsweise auf mögliche Diszi-
plinfehler im Routinebetrieb. Es interessiert auch, ob ein bestimmtes Betriebsablaufsystem
Barrieren gegen Keimverschleppungen setzt oder nicht.
Was die Raumlufttechnik anbelangt, so weiß man heute, mit welchen Systemen welche
Resultate zu erreichen sind. Die Unterschiede sind bekannt, Vergleichsmethoden sind publiziert und jede neue Lösung kann mit den bisher Bekannten verglichen werden [1, 2]. Beim
Vergleich ist stets die Anfälligkeit der Systeme auf außerordentliche Bedingungen im Auge
zu behalten. Es ist Sache des spezialisierten Raumlufttechnikers, diesbezügliche Empfehlungen abzugeben.
Die Beurteilung der übrigen baulichen Maßnahmen muß dem Krankenhaushygieniker überlassen werden. Er stützt sich auf Einzeluntersuchungen, wie sie beispielsweise von Kanz in
einem beeindruckenden Umfang zur Verfügung stehen. Im Planungsteam beurteilt der Krankenhaushygieniker die einzelnen Möglichkeiten nach der praktischen Durchführbarkeit und
nach ihrer Anfälligkeit für außerordentliche Bedingungen.
Bauliche Maßnahmen, also auch RLT-Anlagen, werden nach ihrer meßbaren Wirksamkeit
bewertet. Dazu dienen Messungen von Partikelzahlen und Mikroorganismen in der Luft und
auf Oberflächen. Selbst hier warnt Kanz vor unvorsichtigen Quervergleichen, wenn das Meß-
verfahren und sogar die einzelnen Meßgeräte nicht genau spezifiziert sind.
Unter dem herrschenden Kostendruck interessieren natürlich die Kosten einzelner Systeme.
Wir haben die Jahresbetriebskosten einer Modelloperationsabteilung mit 6 Operationsräumen
und den dazu gehörenden Nebenräumen berechnet. Für detaillierte Angaben zu den Berechnungen ist hier kein Platz. Eine ausführliche Arbeit ist in [3] veröffentlicht. Als Jahresbetriebskosten bezeichnen wir die Summe aus Kapitalkosten (Amortisation und Verzinsung), Energie-
kosten und Wartungskosten (Ersatzmaterial, Filter, Lohn usw.).

Hygieneanforderungen an Operationsabteilungen
Hrsg.: G. Hierholzer/E. Ludolph/F.Watermann
© Springer-Verlag Berlin Heidelberg 1982

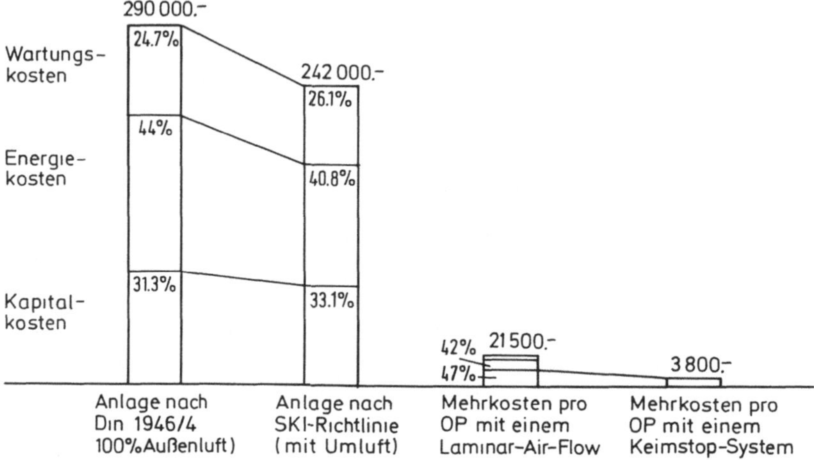


**Abb. 1.** RLT-Jahresbetriebskosten für eine OP-Abteilung mit 6 OP-Räumen und allen Nebenräumen



**Abb. 2.** RLT-Jahresbetriebskosten pro OP mit entsprechenden Nebenraumanteilen für verschiedene Systeme, zudem mit und ohne Umluftverwendung

Für eine ganze OP-Abteilung sind die Kosten in Abb. 1 dargestellt. Die erste Säule zeigt
den anfallenden Aufwand, wenn die RLT-Anlagen streng nach der DIN 1946/4 ausgeführt
werden. Die zweite Säule zeigt die günstigeren Werte, wenn die einschlägigen Schweizerischen Regeln zugrunde liegen und demzufolge die Anlagen mit über 50% Umluft betrieben
werden. In Abb. 2 sind die Kosten auf einen Operationsraum umgerechnet. Im Vergleich
ist zu erkennen, daß beispielsweise ein LAF-OP mit seinem Anteil an Nebenräumen im
Betrieb etwa sFr. 62'000.-- pro Jahr kostet, während ein konventioneller DIN 1946/4-OP
etwa auf sFr. 48'000.-- zu stehen kommt. Der Unterschied beträgt demnach sFr. 14'000.--
pro Jahr. Im Vergleich dazu leistet man sich bei Beachtung der DIN-Forderung nach reinem
Außenluftbetrieb vermeidbare Mehrkosten von sFr. 8'000.-- pro konventionellem OP. Hinzu
kommt, wie Abb. 3 zeigt, daß bei Umluftbetrieb im Energie-Verbrauch eine Verschiebung
von schwer rückgewinnbarer Energie für Lufterhitzer- und Befeuchterarbeit zu leicht rück-

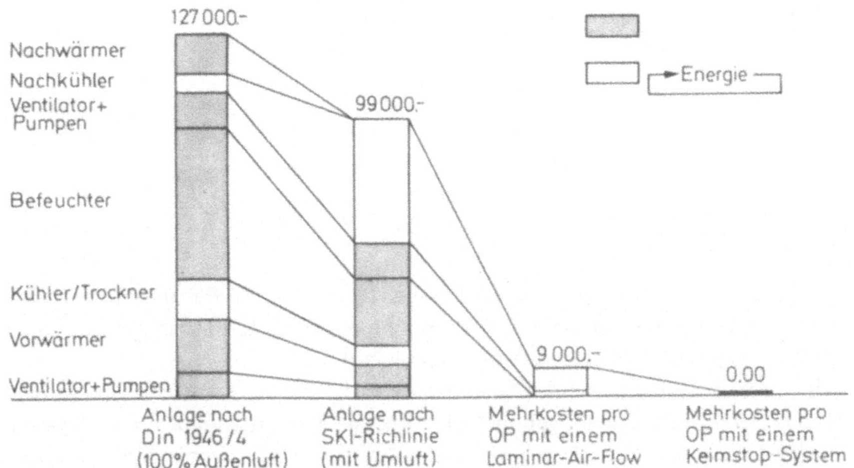



**Abb. 3.** Jahresenergiekosten für eine OP-Abteilung mit 6 OP-Räumen und allen Nebenräumen

gewinnbarer Kühlarbeit resultiert. Die erhöhte Kühlarbeit kann weitgehend für die Brauchwarmwasseraufbereitung, für die Luftnachwärmung und für Niedertemperaturheizsysteme genutzt werden. Heutzutage baut man zu diesem Zweck eigens Wärmepumpen zur Gewinnung von Umweltenergie.

Angesichts der tatsächlich geringen Kostenunterschiede sowie nicht stichhaltiger Gegenüberstellungen von RLT-Systemen und Infektraten scheint uns eine generelle Ablehnung der Reinraumtechnik für gewisse Operationsräume nicht zulässig.

*Literatur*

1. Thomas G, Meierhans R (1979) Hygienestatus der Raumluft in Operationssälen. Luftkeimzahlmessungen in Operationssälen mit unterschiedlicher Raumlufttechnik. Med Orthop Tech 99:216-227
2. Wanner HU, Huber G, Meierhans R, Weber BG (1980) Optimale Nutzung der Lüftung zur Reduktion des Luftkeimgehaltes in Operationssälen. Helv Chir Acta 47:493-504
3. Meierhans R (1980) Betriebskosten für OP-Klimaanlagen, Reinraumtechnik V. Schriftenreihe SRRT, Zürich

# Diskussion und Zusammenfassung

E. Ludolph und G. Hierholzer

Ausgangspunkt der Diskussion sind die Kriterien, die die Berufsgenossenschaften für die Zulassung von Krankenhäusern zum Verletzungsartenverfahren aufgestellt haben. Die Ziffern 4. 2. 1. und 4. 2. 2. dieser Anforderungen lauten:
"Es müssen vorhanden sein: Geschlossene chirurgische aseptische Operationsabteilung, die von anderen Fachabteilungen nicht benutzt werden darf, dabei ein OP-Raum ausschließlich für Knochen- und Gelenkoperationen; räumlich von der aseptischen Operationsabteilung getrennte Möglichkeiten für septische Operationen mit eigenem Eingang; getrennte Vorbereitungs- und Waschräume für jeden Operationsraum."
Im Hintergrund steht die Frage, ob es bei nur beschränkt zur Verfügung stehenden Mitteln für den Gesundheitsbereich gerechtfertigt ist, derartige Investitionen zu fordern, wie sie sich mit der von den Berufsgenossenschaften verlangten Einteilung der Operationsbereiche und der üblicherweise verwendeten Nomenklatur: septisch, aseptisch und hochaseptisch verbinden. Dabei liegt das Problem nicht im Bereich der großen Kliniken, die zu einer der Größenordnung der Investitionen entsprechenden Ausnutzung der Operationsräume kommen. Die Problematik liegt, worauf Werner hinweist, im Bereich der Flächenstaaten. Dort stellt sich aus Kostengründen weitgehend die Notwendigkeit der Wahl zwischen einer wünschenswerten bevölkerungsnahen Versorgung auch im unfallchirurgischen Bereich und einer optimalen technischen Ausstattung der Operationstrakte. Der Politiker muß, wie Haines betont, Vorrangigkeiten schaffen. Beurteilungsmaßstab ist dabei die Effektivität einzelner Hygienemaßnahmen in Bezug auf die Senkung der Infektionsrate. Die Entscheidung ist dabei nicht nur eine Frage ärztlicher Verantwortung und gesundheitspolitischer Prioritäten. Für den unter möglicherweise unzureichenden hygienischen Bedingungen tätigen Arzt stellt sich darüberhinaus das Problem einer strafrechtlichen und zivilrechtlichen Verantwortung bei Auftreten von Infektionen.
Vor diesem Hintergrund werden die geforderte Dreiteilung mit ihrer Auswirkung auf die bauliche und personelle Ausstattung einer Operationsabteilung sowie weitere kostenverursachende Hygienemaßnahmen auf ihre Hygienerelevanz überprüft.
Anstöße für die Kritik gehen dabei nach Daschner, Werner und Thomas insbesondere von amerikanischen Untersuchungen aus, die eine getrennte Abteilung für septische Chirurgie nicht mehr empfehlen. Thomas weist daraufhin, daß von der Motivation her amerikanische Untersuchungen nicht auf die hiesigen Verhältnisse übertragen werden können. Die entschiedensten Verfechter des Wegfalls der Trennung zwischen septischem und aseptischem Operationsbereich sind Vertreter der amerikanischen offiziellen Meinung. Der Grund liegt darin, daß sich die Kosten-Nutzen-Analyse unter den dort gegebenen andersartigen sozialen Strukturen zu Ungunsten aufwendiger Hygienemaßnahmen, wie z.B. hochspezifischer reinraumtechnischer Anlagen, verlagert. Da nach Thomas der z.B. an Osteomyelitis erkrankte Patient keine Rente und nur in Ausnahmefällen eine soziale Unterstützung erhält, fehlt es

Hygieneanforderungen an Operationsabteilungen
Hrsg.: G. Hierholzer/E. Ludolph/F. Watermann
© Springer-Verlag Berlin Heidelberg 1982

an dem Druck aus ökonomischen Gründen, derartige Investitionen vorzunehmen. Dieser Druck ist aber insbesondere bei den Berufsgenossenschaften zur Vermeidung einer höheren Rentenbelastung gegeben.

Die Kritik an der Dreiteilung septisch-aseptisch-hochaseptisch knüpft weiter an eine von Daschner und Werner durchgeführten Umfrage bei 18 führenden Hygienikern an, bei der die Notwendigkeit dieser Dreiteilung keineswegs einheitlich beantwortet wurde. Dies gibt Veranlassung, zunächst die Begriffe septisch, aseptisch und hochaseptisch auf ihren Bedeutungsinhalt und ihre Berechtigung zu diskutieren.

Ausgehend von der philologischen Widersprüchlichkeit der Steigerung septisch, aseptisch und hochaseptisch erstreckt sich die Kritik vor allem auf die Vorstellungen, die diesen Begriffen zugrunde liegen. Dem ersten Einwand kann begegnet werden mit dem Hinweis darauf, daß es sich bei der Dreiteilung um Aussagen für die Praxis handelt, die zwar philologisch inkonsequent sind, nach überwiegender Meinung aber von der Praxis akzeptiert werden und dort eine richtungsweisende Bedeutung haben. Kanz weist daraufhin, daß dieser Dreiteilung ebenso wie dem von ihm geprägten Begriff der "Non-Infektion" die Forderung zugrunde liege, daß neben dem aseptischen OP ein hochaseptischer OP vorgehalten wird, in dem nur bestimmte aseptische Eingriffe vorgenommen werden; das sind Eingriffe, bei denen keinerlei keimbesiedelte Körperhöhlen eröffnet werden. Weber bemerkt dazu an, er verstehe die Dreiteilung in septisch, aseptisch und hochaseptisch nicht nur als Aufteilung der Operationsbereiche in bestimmte Kategorien, vielmehr steht für ihn hinter dem Begriff "hochaseptisch" die Zielsetzung, einen Raum zu schaffen, in dem zu keiner Zeit Keime nachweisbar sind, also einen Raum, der zu Beginn einer Operation aseptisch ist und während der Operation aseptisch bleibt. Er hält diese Zielsetzung für erreichbar. Er weist auf Arbeitsplätze in der Lebensmittelindustrie hin, die auch absolut keimfrei sein müssen.

Bommer stellt demgegenüber darauf ab, daß das Einteilungskriterium für die einzelnen Operationsbereiche die vom Patienten ausgehende Gefährdung sein müsse. Kein Patient dürfe im Operationssaal durch Keimfreisetzungen von einem vorangegangenen Eingriff gefährdet werden. Dabei besteht Einigkeit darüber, daß mit entsprechendem Zeit- und Arbeitsaufwand in jedem OP, auch nach einer septischen Operation, Asepsis erreicht werden kann. Bommer betont jedoch, daß nach dem dem Hygieniker selbstverständlichen Weg der doppelten Sicherheit die Gefährdung nicht unberücksichtigt bleiben dürfe, die für nachfolgende Patienten von einer Keimfreisetzung größeren Ausmaßes sowie vom Abtransport großer Mengen keimbesiedelten Materials ausgehe.

Daschner hält die Begründung von Bommer für die Notwendigkeit zur Vorhaltung eines OP's für aseptische Operationen unter Berücksichtigung von Untersuchungen zur Umgebungskontamination nach septischen Operationen nicht für vertretbar. Er bezieht sich dazu auf Untersuchungen einer schwedischen Arbeitsgruppe. Danach war die Luftkontamination nach septischen und aseptischen Eingriffen identisch, während die Kontamination von Wänden, Fußböden und OP-Lampen nach septischen Operationen geringer war als nach aseptischen Eingriffen im aseptischen OP. Er schließt daraus, daß die Umgebung des Patienten bei septischen Eingriffen, wenn überhaupt, nur wenig kontaminiert werde. Eine Gefährdung für den nachfolgenden Patienten durch Keimfreisetzung bei einer vorangegangenen septischen Operation schließt er daher aus. Er stützt seine Skepsis gegenüber der Effektivität der Einteilung der OP-Bereiche in septisch und aseptisch auf weitere Untersuchungen, die durch den Chirurgen Drake publiziert wurden. Danach hatte bei 15. 000 bakteriologischen Untersuchungen die Herabsetzung der Umgebungskontamination um 50% keinen Einfluß auf die Zahl der postoperativ eingetretenen Infektionen. Das gleiche Ergebnis einer konstanten

Infektionsrate wurde von dieser Arbeitsgruppe bei 80facher Erhöhung des Luftwechsels statistisch erhoben. Von daher sei also aus der Beschaffenheit der Umgebung — aus der Trennung septisch-aseptisch, aus dem Einbau eines Laminar-Air-Flow und aus anderen kostenaufwendigen Maßnahmen — kein zwingender Schluß auf eine geringere oder größere Gefährdung des Patienten zu ziehen. Diese Schlußfolgerung stützt Daschner mit vergleichenden Untersuchungen der Luftkeime und dem Erregerspektrum der Wundinfektionen. Danach steht an der Spitze des Erregerspektrums Staphylococcus aureus, während dieser Keim beim Spektrum der Luftkeime erst an 7. Stelle gemessen wurde. Weber weist demgegenüber daraufhin, daß in seiner Abteilung nach 10 Jahren Reinraumtechnik mit Anwendung aller der Maßnahmen, die sich mit dem Begriff verbinden, die Infektionsrate nach Endoprothesen des Hüftgelenkes von 5.6% auf 1.6% gedrückt werden konnte, und zwar bei gleichem Krankengut und vergleichbarer OP-Technik. Verändert war nur die Luftkeimzahl von früher 400-600 Keimen/$m^3$ im OP auf heute $0/m^3$ in der Sterilbox.

Daschner entgegnet unter Hinweis auf ähnliche Untersuchungen in der DDR, bei denen ohne Laminar-Air-Flow in der Zeit von 1972-1977 bei aseptischen Eingriffen auch eine Senkung der Infektionsrate von 5,8% auf 1,4% erreicht worden sei. Thomas weist auf Bedenken gegenüber Rückschlüssen aus Wundinfektionsstatistiken hin. Fehlerquellen liegen dabei in der notwendigen nachträglichen Auswertung von Krankenblättern, in Nachuntersuchungsquoten von unter 100% — gerade die Unzufriedenen bleiben erfahrungsgemäß Nachuntersuchungen fern — und in der menschlichen Mentalität, die dazu neigt, eigene Ergebnisse möglichst positiv zu sehen. Thofern und Kanz relativieren die von Daschner seiner Meinungsbildung zu Grunde gelegten statistischen Untersuchungen über Luftkeimzahlen und Umgebungskontamination. Sie weisen daraufhin, daß die verschiedenen Meßmethoden nicht vergleichbar sind. Die Keimzahl der Luft ist zudem an verschiedenen Stellen unterschiedlich. Thofern hält Statistiken über die absolute Luftkeimzahl für wenig aussagekräftig. Er hält eine Differenzierung nach der Art der Keime für erforderlich. Bommer schließt sich den Ausführungen insofern an, als auch er die Messung der Luftkeimzahl als Maßstab für die Hygienerelevanz bestimmter Maßnahmen nicht als exakt wissenschaftliche Methode ansieht. Er rechtfertigt aber Aussagen an Hand der Messung von Luftkeimen für die Praxis als leicht verständliches erzieherisches Moment für das OP-Team. Dem stimmt Daschner zu. Er wendet sich jedoch dagegen, daß Luftkeimzahlmessungen zur Glorifizierung einer bestimmten baulichen Ausstattung eines OP's herangezogen werden. Rehn lehnt es entschieden ab, die Messung der Luftkeimzahl überhaupt in Frage zu stellen. Er weist darauf hin, daß die Messung der Luftkeimzahlen zur Zeit das einzige Kriterium sei, um Verstöße gegen die Krankenhaushygiene, wie z.B. zu lange Benutzung eines Operationsraumes, eindeutig offen zu legen. Er sieht darin, daß die Kontrolle der Luftkeimzahl derart in Frage gestellt wird, die große Gefahr, eine mühsam aufgebaute Disziplin des Personals zu untergraben, da bewußt der Eindruck geweckt werde, daß Hygieneverstöße praktisch ohne Konsequenzen seien. Konsequenterweise müsse daraus auch die Schlußfolgerung gezogen werden, daß sie juristisch ohne Folgen bleiben müßten. Gundermann bemerkt zu den von Daschner herangezogenen Statistiken zur Umgebungskontamination nach septischen Operationen, daß die Keimverbreitung während der Operation nicht gleichmäßig erfolgt, Messungen deshalb die Spitzen nur eingeschränkt erfassen. Gerade diese punktuelle Konzentration von Keimen, die sich zwangsläufig in der Statistik nicht voll niederschlägt, erfordert einen besonders hohen Desinfektionsaufwand. Da diese Maßnahmen erfahrungsgemäß nicht immer voll in den Griff zu bekommen sind, sei es zwingend notwendig, zwischen "septisch" und "aseptisch" zu trennen.

Wenn Luftkeime nach Daschner in nur höchstens 13% der Fälle die Ursache für Wundinfektionen sind, stellt sich die Frage, welche Ursachen im Vordergrund stehen. Daschner weist dazu daraufhin, daß ein wesentliches Infektionsrisiko durch Keime exogenen Ursprungs vom Nasen- und Rachenraum des Operationsteams ausgeht. Dort ist mit der Disziplinierung zu beginnen. Weber, Bommer und Kanz stimmen damit überein. Sie betonen aber, daß gerade die so freigesetzten Keime die Luftkeime sind, denen der Laminar-Air-Flow entgegen wirkt. Da das Auftreten primärer Luftkeime durch Filterung nach der DIN 1946 Teil 4 praktisch ausgeschlossen werden kann, sind die gemessenen Luftkeime insgesamt sekundäre Luftkeime, die primär vom Personal und vom Patienten ausgehen. Die Eliminierung dieser Luftkeime vor Niedersetzung auf Handschuhe, Kleidung, Arme des Operateurs sowie Instrumente, Tücher usw. ist aber nach Weber eine wesentliche Aufgabe des Laminar-Air-Flow, da diese Keime eine wesentliche Ursache des Infektionsrisikos sind. Das andere große Infektionsrisiko geht nach Daschner von der patienteneigenen Flora aus. Er bezeichnet diese Infektion als endogenen Ursprungs. Hierholzer greift die Frage auf, inwieweit es bei der Diskussion der Wirksamkeit infektionshemmender Maßnahmen gerechtfertigt ist, zwischen endogenen und exogenen Infektionen zu unterscheiden. Er hält diesen Unterschied nur insoweit für gerechtfertigt, als endogene Infektionen einem anderen Mechanismus unterliegen als exogene Infektionen. Stellt sich aber heraus, daß endogene Infektionen weitgehend exogenen Ursprungs sind, so erscheint es nicht sinnvoll, diese Gruppe von vornherein auszusondern, wenn es darum geht, die infektionshemmenden Wirkungen verschiedener Maßnahmen zu überprüfen. Werner weist auf entsprechende eigene Untersuchungen hin. Danach ist für bestimmte endogene Infektionen der Nachweis gelungen, daß deren Ursprung nur wenige Tage zuvor exogen gesetzt wurde. Ein direkter Nachweis des Ursprungs endogener Infektionen, die nach amerikanischen Untersuchungen mit immerhin 40% aller Infektionen den größten Anteil darstellen, ist nur selten möglich. Nach Bruckenberger, Werner und Weber sind jedoch Rückschlüsse aus der Anzahl der Infektionen endogenen Ursprungs nach bestimmten hygienischen Maßnahmen möglich. Bruckenberger weist dazu auf die Entwicklung nach Einführung der Händedesinfektion hin. Diese verminderte rapide die Verbreitung plasmidtragender Keime und deren Kolonialisierung. Die Folge war eine entscheidender Rückgang auch der endogenen Infektionen. Weber unterstützt diese Bemerkung mit dem Hinweis auf die allgemeinen Erfahrungen mit dem Laminar-air-Flow. Werner weist auf die von ihm getroffene Unterteilung der Hygienemaßnahmen in drei Gruppen: "bewiesen — hinlänglich bewiesen — nicht bewiesen" hin. Er führt dazu aus, daß zwar erfahrungsgemäß Infektionen endogenen Ursprungs als ursprünglich exogene durch Asepsis von außen bekämpft werden könnten, daß aber die Kausalität nur bezüglich eines Teils der Maßnahmen zu beweisen sei. Der Weg endogener Infektionen sei nur sehr begrenzt nachvollziehbar. Gerade der große Anteil dieser Infektionen und ihr ungeklärter Ursprung lasse es sinnvoll erscheinen, über die in Gruppe 1 von ihm als bewiesen bewerteten Maßnahmen weitere prophylaktische Maßnahmen, wie sie in Gruppe 2 und 3 genannt werden, zu fordern. Die von ihm getroffene Unterteilung habe vor allem den Sinn, eindeutig klar zu stellen, auf welche Hygiene aus ärztlicher Verantwortung und aus haftungsrechtlichen Erwägungen nicht verzichtet werden könne. Die Maßnahmen der Gruppe 1 stellten die absolute Grenze dar, die ohne rechtliche Konsequenzen nicht unterschritten werden dürfe. Durch diese Aufteilung solle sachlich zwingender Druck auf alle Beteiligten, Ärzte, Krankenhausverwaltung, Krankenhausträger und Ministerien bewußt ausgeübt werden. Als sinnvoll zur Bekämpfung endogener Infektionen bezeichnet Werner alle Maßnahmen der Non-Kontamination, sowohl direkte als auch indirekte. Der Patient solle von vornherein mit Keimen möglichst nicht in

Kontakt kommen. Bommer stimmt mit dieser letzten Forderung überein. Er weist ergänzend daraufhin, daß Schlagworte wie "Kosten-Nutzen-Analyse", "Hygiene muß machbar sein" vom Hygieniker deshalb als besonders schmerzlich empfunden werden, weil die Hygienerelevanz vieler Maßnahmen nicht bis ins letzte beantwortet werden kann. Deshalb müsse auch die Diskussion der Dreiteilung "septisch — aseptisch — hochaseptisch" unter dem schon von Kieskart aufgestellten Satz stehen: "Die Wahrscheinlichkeit einer Infektion ist für den Hygieniker schon der Anlaß prophylaktisch tätig zu werden, ob ich nun einzelne Befunde dafür vorlegen kann oder nicht."

Die Diskussion wendet sich konkreten baulichen und organisatorischen Maßnahmen zu. Hierholzer weist daraufhin, daß Einigkeit darüber besteht, daß das Operationsprogramm nach funktionellen Gesichtspunkten gestaltet werden muß, auch insoweit, als die Unterteilung "septisch — aseptisch — hochaseptisch" nicht als Ausgangspunkt hygienischen Denkens akzeptiert wird. Er wirft die Frage auf, inwieweit neben den bereits behandelten Gesichtspunkten der erhöhten Keimfreisetzung bei septischen Operationen und der Herabsetzung der Gefahr einer Kontaktinfektion die Dreiteilung den organisatorischen Ablauf zwischen den Operationen vereinfacht und insbesondere die Kontrolle des Personals erst realisierbar macht. Watermann greift diesen Gesichtspunkt auf. Er sieht den Vorteil einer bereits bauseits vorgegebenen Dreiteilung der OP-Bereiche darin, daß nur dann der Wechsel des Personals zwischen den einzelnen Bereichen und ähnliche Verstöße gegen die Hygiene weitgehend unmöglich sind. Dies sei effektiver als alle Richtlinien und Anweisungen, deren Einhaltung vom Informationsstand und der Motivation des Einzelnen abhängt. Daschner stimmt insofern zu, als die Disziplinierung des Personals angesprochen ist. Hierholzer greift diesen Gesichtspunkt nochmals auf. Er führt aus, daß es nicht ausreicht, bestimmte hohe Hygieneanforderungen zu stellen. Für die Praxis ganz wesentlich sei darüberhinaus die Frage, wie ihre Einhaltung von den dafür verantwortlichen ärztlichen Leitern täglich durchgesetzt und überwacht werden könne. Hygieneanforderungen sind von daher angebunden an die Motivation und Disziplinierung des Personals. Notwendige Maßnahmen sind daher nicht nur diejenigen, die unmittelbar die Keimfreiheit im Operationssaal zum Ziele haben, sondern auch diejenigen, die der menschlichen Insuffizienz entgegenwirken und bereits im Vorfeld Barrieren schaffen. Kanz betont gleichfalls die Notwendigkeit, auch aus psychologischen Gründen die Dreiteilung sowohl durch die philologisch angreifbare Steigerung von "septisch — aseptisch — hochaseptisch" als auch durch organisatorische und bauliche Maßnahmen hervorzuheben. Es besteht Einigkeit darüber, daß die Motivation des Personals eine ganz wesentliche Voraussetzung für einen hohen Hygienestandard ist und daß diese durch geeignete Maßnahmen unterstützt werden muß. Dabei wird die Wahl der geeigneten Maßnahmen wiederum durch den Zwang zur Kostendämpfung auch in der Krankenhaushygiene begrenzt.

Bei entsprechender Zahl von Operationen ist die Dreiteilung aus jedem denkbaren Gesichtspunkt die geeignete Organisationsform. Gundermann warnt jedoch gerade unter dem Gesichtspunkt der Personaldisziplin vor zentralen Operationsabteilungen, die über sechs, höchstens acht OP-Einheiten hinausgehen. Die Anonymität des Einzelnen und der Umfang des im OP-Bereich tätigen Personals mache eine Kontrolle und Aufsicht unmöglich. Erfahrungsgemäß sinke der Hygienestandard spürbar ab. Auf die Notwendigkeit, wieder zu kleineren OP-Einheiten zurückzukehren, weist auch Selenka hin.

Probleme werfen dagegen die kleinen Krankenhäuser auf, die besonders in Flächenstaaten verbreitet sind. Bruckenberger legt dazu folgende Daten vor: In der Bundesrepublik verfügt die Mehrheit der Krankenhäuser nur über ca. 150 Betten. Die Großkliniken stellen eine

Minderheit dar. Nach vorliegenden Erfahrungswerten kommt ein 150-Betten-Krankenhaus grundsätzlich mit zwei Operationseinheiten einschließlich Nebenräumen aus. In einem Krankenhaus, das zum Verletzungsartenverfahren zugelassen ist, kommt jedoch neben den vorgeschriebenen zwei aseptischen Operationsräumen noch mindestens ein weiterer septischer Operationsraum hinzu einschließlich der notwendigen Personalschleuse, des Wasch- und Vorbereitungsraumes. Da dieser septische OP sowohl als Notfall-OP als auch unter Umständen für gynäkologische und HNO-Eingriffe zur Verfügung stehen muß, ist die Benutzungsfrequenz derartig, daß ggf. ein getrennter gynäkologischer OP erforderlich wird. Bruckenberger wirft die Frage auf, ob es gerechtfertigt ist, für die Behandlung der BG-Fälle derart höhere Aufwendungen zu tätigen, ohne daß es finanziell machbar ist, die nicht zum Verletzungsartenverfahren zugelassenen Abteilungen auch derart auszustatten. Er weist daraufhin, daß der Schwerpunkt der Unfallchirurgie zu 2/3 bei den Freizeitunfällen liegt. Weder vom Patienten her noch ärztlicherseits seien berechtigte Gründe gegeben, bei der medizinischen Versorgung und den ärztlichen Möglichkeiten Unterschiede zwischen Berufsunfällen und Freizeitunfällen zu machen. Es müsse also eine Angleichung der gestellten Anforderungen erfolgen. Diese Angleichung könne finanziell nur so verwirklicht werden, daß auf längere Sicht anzustreben sei, bestimmte spezifische Operationen in Zentren zusammenzufassen. Gundermann, Daschner, Hoffmann und Probst setzen sich mit Lösungsmöglichkeiten zum gegenwärtigen Zeitpunkt auseinander. Probst und Hoffmann halten aus ihrer Erfahrung im Flächenstaat Bayern die Vorhaltung eines septischen OP's für jede Unfallchirurgische Abteilung für praktisch durchführbar und unabdingbar. Probst verweist dabei auch auf Erfahrungen bei der Beratung von DA-Praxen. Gundermann und Daschner halten es dagegen nicht für erforderlich, daß diese 150-Betten-Krankenhäuser mit überhaupt nur geringer OP-Frequenz einen Operationssaal für septische Operationen vorhalten. Sie sind der Ansicht, daß bei nur geringer Ausnutzung der OP-Einheiten — Gundermann geht dabei von höchstens zwei septischen Operationen täglich aus — genügend Zeit zur Verfügung steht, um durch sorgfältige Desinfektion die Keimfreiheit wiederherzustellen. Werner greift dieses Problem auf. Er hält es gleichfalls nicht für gerechtfertigt, daß an Abteilungen mit sehr unterschiedlicher Operationsfrequenz die gleichen Anforderungen zur Hygienevorsorge gestellt werden. Hohe Belastung erfordere besondere organisatorische und bauliche Maßnahmen. Bei nur geringer Auslastung könne das gleiche Ziel— Vermeidung von Infektionen — auf anderem, billigerem Wege erreicht werden. Insofern müsse differenziert werden. Jungbluth verweist demgegenüber darauf, daß Unfallmedizin in ca. 40% der Fälle Notfallmedizin ist, daß Organisation und bauliche Gestaltung deshalb in besonderem Maße unvorhergesehene Spitzenbelastungen berücksichtigen müssen. Gundermann stellt zu den Hygieneanforderungen bei niedriger OP-Frequenz jedoch die Frage, ob in solchen Abteilungen für die besonders hochqualifizierten Techniken der Unfallchirurgie die nötige Erfahrung gegeben ist. Diesen Gesichtspunkt greift Rehn auf. Da die Infektionsrate nicht nur durch die Hygiene, sondern unbestritten ganz wesentlich durch die Kunst des Chirurgen mitbeeinflußt werde, sei es nicht zu rechtfertigen, an Krankenhäusern mit einer so geringen OP-Frequenz eine unfallchirurgische Tätigkeit zuzulassen. Werner weist demgegenüber darauf hin, daß sich neben dem Anliegen bevölkerungsnaher Versorgung auch das Problem einer hausärztlichen Versorgung erfahrungsgemäß in größerem Maße stellt, wenn eine Krankenhausnähe nicht gegeben ist. Auch dieser Gesichtspunkt müsse beachtet werden, wenn man kleinere Häuser durch entsprechende Hygieneanforderungen praktisch von der unfallchirurgischen Versorgung ausschließt. Watermann betont, daß diese Problematik nicht den Berufsgenossenschaften anzulasten ist, da diese die entsprechenden Anforderungen nur für ihren Bereich stellen und die staatliche

Gesundheitsfürsorge sich nachträglich angeschlossen hat. Watermann und Seidler bekräftigen die Liberalität der Berufsgenossenschaften zum Gespräch über alle begründeten Reformvorschläge. Hoffmann schließt die Frage an, ob ausgehend von dieser Einstellung der Berufsgenossenschaften Ziffer 4. 2. 1. des Verletzungsartenverfahrens nicht so geändert werden könne, daß der sogenannte "hochaseptische" OP nicht nur ausschließlich für Knochen- und Gelenkoperationen vorzuhalten sei, sondern auch für andere Operationen mit vergleichbar hohen Anforderungen an die Asepsis. Diesem Vorschlag wird allgemein zugestimmt. Eine entsprechende Änderung soll berücksichtigt werden.
Daschner greift die Frage auf, inwieweit von Seiten der Berufsgenossenschaft die Bereitschaft bestehe, von der in Ziffer 4. 2. 2. des Verletzungsartenverfahrens festgelegten Forderung nach eigenen Nebenräumen für jeden OP abzurücken. Er spricht dazu insbesondere die getrennten Waschräume an. Einer Diskussion über diesen Punkt wird jedoch von Gundermann und Werner widersprochen. Wenn schon eine bauliche Trennung vorgenommen werde, dann dürfe diese nicht gerade einen besonders häufigen Kontaktpunkt, den Waschraum, ausnehmen. Dies müsse für alle zu einer OP-Einheit gehörenden Nebenräume gelten.
Als Einzelmaßnahmen zur Herabsetzung der von den Räumlichkeiten ausgehenden Infektionsgefahr werden diskutiert die Notwendigkeit der Bodendesinfektion und die Verwendung von Fußbodenmatten vor dem OP-Bereich. Ausgangspunkt sind die von Daschner vorgelegten Fremdstatistiken, die ausgehend von der Gefährdung des Patienten die Effektivität dieser Maßnahmen zur Infektionshemmung durchleuchten. Danach findet die Fußbodendesinfektion im Vergleich zur normalen Fußbodenreinigung in einer Senkung der Infektionsrate keinen Niederschlag. Bei der Verwendung von teueren Schmutzfangmatten ergaben die Untersuchungen, die insoweit von Daschner selbst durchgeführt wurden, sogar ein Ansteigen der Keimzahl nach diesen mit Desinfektionsmitteln getränkten Matten.
Weller greift die Frage der Flächen- und Raumdesinfektion auf. Er stellt einen Zusammenhang zwischen den von Daschner angeführten Fremdstatistiken und der von Werner getroffenen bereits zitierten Einteilung der Hygienemaßnahmen in "bewiesen — hinlänglich bewiesen — nicht bewiesen" her. Danach fällt die Raum- und Flächendesinfektion unter die Stufe 3 "nicht bewiesen". Er sowie Seidler schließen die Frage an, ob ernsthaft über die Unabdingbarkeit der Raum- und Flächendesinfektion diskutiert werden könne. Werner nimmt dies zum Anlaß, definitiv klarzustellen, daß hinter der von ihm getroffenen Abstufung keineswegs die Ansicht stehe, daß auf die Maßnahmen der Stufen 2 und 3 verzichtet werden könne. Er distanziert sich von der von offizieller amerikanischer Seite vertretenen Meinung, daß nur die Hygienemaßnahmen, deren Effektivität bewiesen ist, unabdingbar seien. Er sieht darin eine unhaltbare Folge rein wirtschaftlichen Denkens. Zur Flächendesinfektion selbst vertritt er den Standpunkt, daß diese als wesentliche Maßnahme der Asepsis unverzichtbar sei. Er sieht jedoch in den von Daschner vorgelegten Untersuchungen einen berechtigten Anstoß zum Gespräch darüber, ob bestimmte Maßnahmen nicht differenzierter und damit sinnvoller angewendet werden müßten. So unterlägen die Konzentrationen und Einwirkungszeiten bei der Flächendesinfektion durchaus der Diskussion. Kanz sieht in der Flächendesinfektion die Maßnahme, mit der die Keimfreiheit der Räumlichkeiten und der darin befindlichen Gegenstände weitgehend erreicht werden könne. Er hält die von dort ausgehende Infektionsgefahr für beherrschbar.
Problematischer stellt sich nach Kanz die vom Patienten ausgehende Infektionsgefahr dar. Auch der nicht infektiöse Patient ist Keimträger, so auch im Bereich der Stirnhaargrenze. Als Maßnahmen zur Abtrennung der Keimstreuung vom OP-Feld werden diskutiert die Abdeckung durch Plastikfolie und die Verwendung der Keimstoppwand. Kanz sieht in der von

Meierhans entwickelten und von Weber und Thomas geprüften Keimstoppwand eine ein-
leuchtende Lösung zur Verringerung des vom Patienten ausgehenden Infektionsrisikos. Angeregt durch die von Daschner vorgelegte Fremdstatistik wird die Verwendung von Plastikfolie anstelle von Tüchern zur Abdeckung des OP-Feldes diskutiert. Daschner hält aufgrund
dieser Statistik die Verwendung teurer Folie aus hygienischen Gründen nicht für erforderlich. Er schließt jedoch nicht aus, daß andere Gründe für die Verwendung sprechen könnten.
Werner betont die Notwendigkeit zu differenzieren. Eine grundsätzliche Ablehnung der
Folie sei genauso ungerechtfertigt wie eine grundsätzliche Verwendung. Bommer weist
ergänzend daraufhin, daß jedenfalls zum "hochaseptischen" OP die Abdeckung des Patienten mit undurchlässiger Folie gehöre. Nur dadurch sei sichergestellt, daß nicht trotz anderer
kostenintensiver Aufwendungen vom Patienten her eine erhebliche Keimbelastung ausgehe.
Als besonders problematisch stellt sich nach Kanz die vom Personal ausgehende Infektionsgefahr dar. Er betont insoweit in Übereinstimmung mit Daschner als wesentliche Einzelmaß-
nahme die eiserne Maskendisziplin. Er legt dazu eigene Untersuchungen vor. Danach befan-
den sich nach einer Operation trotz vorangegangener sorgfältiger Untersuchung des Personals
bei 5 Personen auf der Maskeninnenseite 600 und mehr Staphylokokken. Die vom Personal
ausgehende besondere Gefahr sieht er zusätzlich durch die von Weber praktizierte Absaugung als wesentlich gemindert an. Zur Verwendung von Einwegmaterial werden die bereits
zur Abdeckung des Operationsfeldes vorgebrachten Gesichtspunkte angeführt.
Da die kritische Überprüfung der Hygienerelevanz einzelner Maßnahmen unter dem Druck
der Kostendämpfung steht, nimmt Meierhans Stellung zu den durch raumlufttechnische
Einrichtungen verursachten Kosten. Entgegen teilweise genannter höherer Zahlen berechnet
er die Kosten für den Einbau des "Laminar-Air-Flow" in einen nach DIN 1946 belüfteten
OP auf 8.000 Schweizer Franken jährlich. Die Kosten des Einbaus einer Keimstoppwand
beziffert er auf 4.000 Schweizer Franken jährlich. Die von ihm aufgestellte Kostenrechnung
umfaßt sowohl die auf gleiche Annuitäten jährlich umgerechneten Kapitalkosten als auch die
zusätzlichen Betriebs- und Wartungskosten. Daschner hält diese Zahlen für zu niedrig. Vor
allen Dingen weist er daraufhin, daß diese Zahlen nicht isoliert bezogen nur auf einen OP
gesehen werden dürften. Vielmehr müßten die dadurch in der Bundesrepublik anfallenden
Mehrkosten für sämtliche OP's in die Überlegungen eingezogen werden. Erst dann könne ge-
fragt werden, ob unter dem Gesichtspunkt der Hygienerelevanz gerade der Einbau des
"Laminar-Air-Flow" und der Keimstoppwand finanziert werden soll, unter zwangsläufigem
Verzicht auf andere Maßnahmen auf dem Gebiet des Gesundheitswesens.
Meierhans spricht Fragen der Kostendämpfung bei der Belüftung von OP's an. Er berechnet
an Hand der vom Schweizerischen Krankenhausinstitut (SKI) aufgestellten Richtlinien, daß
bei Verwendung von Umluft bei der Belüftung von OP's gegenüber der Belüftung nach DIN
1946 eine Senkung der Betriebskosten um 8.000 Schweizer Franken pro OP jährlich erreicht werden könne. Dabei sind noch nicht berücksichtigt die größeren Möglichkeiten der
Energierückgewinnung bei einem Umluftsystem, die sich nach seinen Berechnungen nochmals kostensenkend auswirken würden. Thofern spricht die Frage an, ob eine nach DIN
1946 betriebene Klimaanlage nachts nicht nur heruntergeschaltet, sondern zur Energieein-
sparung ganz abgeschaltet werden könne. Kanz lehnt dies aus hygienischen Gründen entschieden ab. Ohne jeden Luftzug im OP müsse mit einem Niederschlag von Keimen gerechnet
werden. Durch das Abschalten sei die erhöhte Gefahr der Keimfreisetzung aus der Klimaanlage gegeben. Denn der Rückschlag beim Abschalten einer nach DIN 1946 betriebenen
Klimaanlage sei sehr stark. Hierholzer weist abschließend auf die Bedeutung der Senkung

der Betriebskosten an Hand von Zahlen einer bayerischen Publikation hin. Danach entfallen 1/4 bis 1/5 aller für den OP-Bereich aufgewandten Kosten auf Betriebskosten.

*Zusammenfassend* stellt sich der Diskussionsverlauf wie folgt dar: Allgemein anerkannt werden besonders hohe Anforderungen an den Hygienestandard des unfallchirurgischen Operationsraumes. Zur Senkung der Infektionsgefahr wird von der überwiegenden Mehrheit der Diskussionsteilnehmer die Trennung von septischem und aseptischem OP-Bereich als unabdingbar bezeichnet. Sowohl aus Gründen der Non-Infektion als auch aus Gründen der Steigerung der Disziplin des OP-Personals wird darüberhinaus in einer Dreiteilung des OP-Bereiches in unfallchirurgischen Abteilungen ein wesentlicher Beitrag zur Infektionssenkung gesehen. Allgemein anerkannt wird die Bedeutung der sekundären Luftkeime als Ursache von Infektionen, wenn auch das Infektionsrisiko im Einzelnen unterschiedlich bewertet wird. Es wurden Befunde vorgelegt, die für positive Auswirkungen des Verdrängungsluftstromes sprechen. Neue und verbesserte Systeme versprecheneine Kostensenkung für den Einbau entsprechender Klimaanlagen. Hygienisches Denken ist prophylaktisches Denken. Deshalb sind notwendige Maßnahmen nicht nur diejenigen, deren Relevanz bewiesen ist. Alle Maßnahmen unterliegen aber vor dem ökonomischen Hintergrund der nur begrenzt zur Verfügung stehenden Mittel einer steten kritischen Prüfung. Dies gilt auch insofern, als bestimmte Hygienemaßnahmen durch Richtlinien festgeschrieben sind (Richtlinien des Bundesgesundheitsamtes über "Anforderungen der Hygiene an die funktionelle und bauliche Gestaltung von OP-Abteilungen" 1979). Es werden Befunde vorgelegt, die einzelne der derzeitigen Hygienemaßnahmen im OP in Zweifel stellen. Diese Befunde reichen nicht aus, um die Hygienerelevanz dieser Maßnahmen entgegen der bisherigen Erfahrung zu verneinen. Es sollten jedoch weitere experimentelle Untersuchungen durchgeführt werden. Eine Änderung der Richtlinien kann jedenfalls vom derzeitigen Wissensstand aus ärztlicher Verantwortung nicht gerechtfertigt werden.

Aus der Sicht der Berufsgenossenschaften faßt Watermann wie folgt zusammen:
Die Berufsgenossenschaften haben mit diesem Symposium ihre Aufgeschlossenheit, umstrittene Probleme in einem offenen Dialog auf wissenschaftlicher Ebene zu klären, bewiesen. Sie haben die wissenschaftlichen Probleme transparent gemacht, um sie als Entscheidungsgrundlage für ihr weiteres Handeln erfassen zu können. Sie werden aus neuen Erkenntnissen, die in diesem Kolloquium gewonnen wurden, Schlußfolgerungen in bezug auf die Hygieneanforderungen ihres Verletzungsartenverfahrens zu ziehen haben. Maßgebend ist dabei die sozialpolitische Zielsetzung, die dem berufsgenossenschaftlichen Rehabilitationsauftrag zugrundeliegt. Es wäre zur Zeit verfrüht, schon eine Bilanz zu ziehen hinsichtlich der Schlußfolgerung im Detail, die sich aus diesem Kolloquium ergeben. Vorab lassen sich jedoch schon einige Perspektiven, die für das berufsgenossenschaftliche Handeln in diesem Bereich maßgebend sein werden, als Erkenntnisse dieses Kolloquiums umreißen.

Anstoß zur Diskussion bot zunächst die terminologisch mit Recht umstrittene begriffliche Dreiteilung von septischen, aseptischen und hochaseptischen Operationsbereichen. Man war sich darüber einig, daß es sich hierbei um präventive Maßstäbe handelt, die weniger terminologisch definierbar, vielmehr als operative Anforderungen an den Infektionsschutz funktional zu umschreiben sind. Im Prinzip sei aus hygienischer Sicht stets der höchstmögliche Grad von Keimfreiheit anzustreben, was sich schon aus dem Wesen präventiver Maßstäbe ergebe. Art und Umfang der Prävention sind nicht nach Maßgabe theoretischer Möglichkeiten, sondern aufgrund praktischer Gegebenheiten unter dem Aspekt zu beurteilen, mit welchem Maß von Sicherheit das angestrebte Schutzziel erreicht werden kann. Das bedeutet aus der Sicht der Unfallchirurgie, daß ihre Besonderheiten zu berücksichtigen sind. Sie liegen insbesondere

darin begründet, daß Unfälle nicht im voraus geplant werden und daß demzufolge die Möglichkeit jederzeitiger sofortiger operativer Eingriffe unter optimalen Bedingungen sichergestellt sein muß. Die Unfallchirurgie kann sich also nicht mit der Erkenntnis begnügen, daß theoretisch jeder Operationsraum steril gemacht werden kann. Sie muß vielmehr darauf bestehen, daß ihr jederzeit ein solcher Raum unter optimalen Bedingungen zur Verfügung steht. Das bedeutet eine institutionell vorgegebene Kanalisierung der Hygienemaßnahmen, wie sie z.B. in der Trennung von septischen und aseptischen Operationsräumen ihren Niederschlag findet. Der Grad der Sicherheit, mit dem das angestrebte Schutzziel unter den normalen Bedingungen des täglichen Einsatzes garantiert wird, ist also für die Berufsgenossenschaften entscheidend. Hierfür sei ein simples Beispiel aus einem anderen Lebensbereich angeführt: Theoretisch kann bei entsprechend hohen individuellen Sicherheitsanstrengungen die Sicherheit von Autofahrern an unbeschrankten wie an beschrankten Bahnübergängen in gleicher Weise sichergestellt sein. Das gleiche gilt in bezug auf Kreuzungen, die mit Verkehrsampeln versehen oder nicht versehen sind. An beschrankten Bahnübergängen wie an beampelten Kreuzungen sind diese Sicherheitsvoraussetzungen in der Anlage selbst weitgehend institutionell vorgegeben, so daß unter dem Aspekt der täglichen Praxis und der hier dem Autofahrer faktisch vorgegebenen Möglichkeiten eben diese Anlagen selbst einen wesentlich erhöhten Sicherheitsschutz garantieren. Es geht auch hier nicht darum, was theoretisch möglich ist, sondern darum, wie in der Praxis Sicherheit mit einem zumutbaren Aufwand realisierbar ist, ohne daß damit auf individuelle Sorgfalt verzichtet werden könnte.
Hieraus erklärt sich, daß die Hygieneanforderungen an Operationsabteilungen nicht allein aus der Sicht des Hygienikers, sondern unter Berücksichtigung aller operativen Möglichkeiten und Notwendigkeiten zu beurteilen sind. Hinzu kommen Fragen betriebswirtschaftlicher und gesundheitspolitischer Verantwortung, deren Beurteilung sich der ausschließlichen Kompetenz des Hygienikers entziehen.
Ungeachtet aller im Detail erforderlichen Korrekturen sehen sich die Berufsgenossenschaften in ihren Anforderungen an die zum Verletzungsartenverfahren zugelassenen Krankenhäuser bestätigt. Die Berufsgenossenschaften räumen ein, daß ihre hygienischen Anforderungen an Operationsabteilungen von Krankenhäusern, die zum Verletzungsartenverfahren zugelassen sind, zwangsläufig finanzielle Aufwendungen zur Voraussetzung haben. Diese fallen im Rahmen einer Krankenhausplanung ins Gewicht. Die Berufsgenossenschaften sind jedoch der Ansicht, daß vielfach bei den Krankenhausplanungen der letzten Zeit, die ein Milliardenvolumen umfassen, der finanzielle Aufwand für die Berücksichtigung dieser Anforderungen in keinem angemessenen Verhältnis zur Gefährdung des angestrebten Rehabilitationserfolges steht, der sich aus der Außerachtlassung dieser Maßnahmen ergeben kann. Es ist also letztlich nicht eine Frage des Finanzvolumens als solchem, sondern eine Frage der optimalen und sinnvollen Anlage der zur Verfügung stehenden finanziellen Mittel unter den hier dargelegten Gesichtspunkten.

# Sachverzeichnis

# Chirurgie der Infektionen

**Herausgeber: W.Schmitt, S.Kiene**

2., überarbeitete und erweiterte Auflage. 1981.
563 zum Teil farbige Abbildungen, 63 Tabellen. 648 Seiten
Gebunden DM 238,–
ISBN 3-540-10644-8
Vertriebsrechte für die sozialistischen Länder:
Barth Verlag, Leipzig
Preisänderungen vorbehalten

Im Alltagsbetrieb aller operativ tätigen Ärzte spielt die septische Chirurgie heute mehr denn je eine nicht zu unterschätzende Rolle. Dieses aktuelle Wissen geschlossen zur Darstellung zu bringen ist Zielsetzung dieses Werkes, das jetzt in 2., überarbeiteter Auflage vorliegt.
Im allgemeinen Teil werden die biologischen Aspekte der normalen und durch Infektion gestörten Wundheilung einschließlich immunbiologischer Faktoren, der lokalen und allgemeinen Antibiotikaanwendung sowie der Bekämpfung des Hospitalismus erörtert.
Im speziellen Teil werden alle bekannten septischen Krankheitsbilder der operativen Fächer (Chirurgie, Traumatologie, Gynäkologie, Urologie, HNO, Ophthalmologie, Kiefer- und Neurochirurgie) einschließlich spezifischer und tropischer Infektionen ausführlich abgehandelt. Das reich illustrierte Werk stellt die zur Zeit umfassendste Informationsquelle auf diesem so bedeutungsvoll gewordenen Gebiet dar.

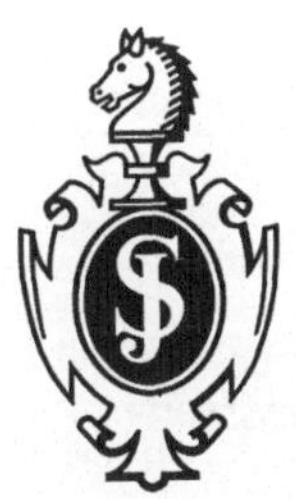

Springer-Verlag
Berlin
Heidelberg
New York

F. Daschner

# Hygiene auf Intensivstationen

Unter Mitarbeit von H. Langmaack,
E. Scherer-Klein, L. Weber
1981. 18 Abbildungen, etwa 35 Tabellen.
X, 103 Seiten
(Fortbildung Anaesthesie – Intensivmedizin)
DM 48,–  Mengenpreis: Ab 20 Exemplare
20% Nachlaß pro Exemplar
ISBN 3-540-10602-2

Die Häufigkeit krankenhauserworbener
Infektionen hat in den letzten Jahren ständig
zugenommen. Das bedeutet, daß die Patienten vor allem auf Intensivstationen immer
infektionsanfälliger werden, und die Eingriffe
eine immer größer werdende Infektionsgefährdung mit sich bringen.
Die Besonderheiten des Buches sind das
Setzen von Schwerpunkten in der Bekämpfung von Krankenhausinfektionen, z. B.
die zentrale Bedeutung von pflegerischen
Techniken, die Überwachung von Sterilisatoren und Desinfektionsmaßnahmen, außerdem die Isolierungsmaßnahmen bzw. die
bakteriologischen Untersuchungen, die zur
Diagnose notwendig sind.
Mit diesem informativ und verständlich ge-
schriebenen Buch, das auch praktische Hin-
weise enthält, soll das Krankenhauspersonal
motiviert werden, aktiv am eigenen Arbeits-
platz in der Bekämpfung von Krankenhausinfektionen mitzuarbeiten, sich über die Entstehung sowie die Ausbreitungswege von
Infektionen zu informieren und die Mitarbeiter auf die Gefahr für die Patienten hinzuweisen.

15. Jahrestagung der Deutschen Gesellschaft
für Plastische und Wiederherstellungs-
chirurgie, 7.–8. Oktober 1977,
Murnau/Obb.

# Plastische und Wieder-
# herstellungschirurgie
# bei und nach Infektionen

Pathologie Chemotherapie Klinik
Rehabilitation
Herausgeber: J. Probst
Unter Mitwirkung von F. Hollwich, G. Pfeifer,
W. Kley, P. Rathert
1980. 242 Abbildungen, 69 Tabellen.
XIX, 403 Seiten
DM 128,–
ISBN 3-540-09854-2

16. Jahrestagung der Deutschen Gesellschaft
für Plastische und Wiederherstellungs-
chirurgie, 2.–4. November 1978, Düsseldorf

# Transplantatlager und
# Implantatlager bei verschie-
# denen Operationsverfahren

Herausgeber: G. Hierholzer, H. Zilch
Unter Mitarbeit zahlreicher Fachwissen-
schaftler
1980. 275 Abbildungen in 365 Teilbildern,
19 Tabellen. XIX, 328 Seiten
DM 139,–
ISBN 3-540-09833-X

17. Jahrestagung der Deutschen Gesellschaft
für Plastische und Wiederherstellungs-
chirurgie, 1.–3. November 1979, Heidelberg

# Implantate und Transplantate
# in der Plastischen und
# Wiederherstellungschirurgie

Herausgeber: H. Cotta, A. K. Martini
1981. 254 Abbildungen. XX, 375 Seiten
DM 198,–
ISBN 3-540-10490-9

# Operationstechnik und
# technische Hilfsmittel
# in der Chirurgie

Vorträge der 146. Tagung der Vereinigung
Niederrheinisch-Westfälischer Chirurgen
vom 27.–29. September 1979, Münster/
Westfalen
Herausgeber: H. Bünte, R.-D. Keferstein
1981. 183 Abbildungen, 85 Tabellen.
XVI, 302 Seiten
DM 130,–
ISBN 3-540-10450-X

# Reinraumtechnik

Anwendung in der Medizin
Herausgeber: W. Sattel, H.-J. Peiper
Unter Mitarbeit zahlreicher Fachwissen-
schaftler
1977. 78 Abbildungen, 12 Tabellen.
VII, 145 Seiten
Gebunden DM 58,–
ISBN 3-540-08409-6

# Springer-Verlag
# Berlin Heidelberg New York